**Gesunder
Zweifel**

Ursel Sieber

Gesunder Zweifel

Einsichten eines Pharmakritikers –
Peter Sawicki und sein Kampf für
eine unabhängige Medizin

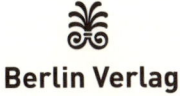

Berlin Verlag

© 2010 BV Berlin Verlag GmbH, Berlin
Alle Rechte vorbehalten
Umschlaggestaltung: Nina Rothfos und Patrick Gabler, Hamburg
Typografie: Birgit Thiel, Berlin
Gesetzt aus der Baskerville durch psb, Berlin
Druck und Bindung: CPI – Ebner & Spiegel, Ulm
Printed in Germany 2010
ISBN 978-3-8270-0976-0

www.berlinverlage.de

Inhaltsverzeichnis

Einleitung: Kabale und Gesundheit

Es ist ein kalter Tag, dieser Mittwoch im Januar 2010. In Berlin fällt leichter Schnee. Fünf Männer, ranghohe Vertreter des deutschen Gesundheitswesens, beugen sich über ein Gutachten von Wirtschaftsprüfern. Auf seinen 64 Seiten werden keine Millionensummen durchleuchtet, sondern Tankquittungen, Reisekosten, alles unspektakulär. Es sind die Reisekosten von Peter Sawicki, Leiter des Instituts für Qualität und Wirtschaftlichkeit im Gesundheitswesen, kurz IQWiG. Das Ergebnis der Untersuchung wurde schon vor der Sitzung an ausgesuchte Journalisten »durchgestochen«. So waren Artikel in der *Frankfurter Allgemeinen Zeitung* und der *Welt* erschienen, mit eindeutigem Tenor: Sawicki, bisher Leiter des »Medizin-TÜVs« in Deutschland, soll entlassen werden.

Peter Sawicki kennt die Artikel bereits, als er an diesem Morgen von Köln nach Berlin fliegt. Er wirkt nicht wie ein Getriebener, als er in das Sitzungszimmer tritt, er ist ruhig und höflich. Aber mitgenommen sieht er aus und enttäuscht.

Die fünf Männer bilden den Stiftungsvorstand des Instituts mit dem ungewöhnlichen Namen IQWiG: Funktionäre der Krankenkassen, Ärzteschaft, Krankenhäuser und ein Staatssekretär aus dem Bundesgesundheitsministerium. Sie vertreten die vier Akteure des verschlungenen deutschen Gesundheitswesens.

7

Die Aufgabe des IQWiG ist, den Nutzen von Medikamenten und Therapien zu bewerten. Seit Jahren wird vor allem der Leiter für die Arbeit des Instituts kritisiert, von der Pharmaindustrie, den von ihr beeinflussten Ärzten und Fachgesellschaften, aber auch von den Lobbyisten der Krankenhäuser.

Was sich an diesem Mittwoch im Januar abspielt, ist ein Lehrstück für das, was der schwedische Systemtheoretiker Nils Brunsson die »Organisation der Heuchelei« nennt: Es gibt ein Handeln auf der Bühne und ein Handeln hinter der Bühne. Auf der Bühne deuten die fünf Männer betroffen auf den Bericht der Wirtschaftsprüfer. Hinter der Bühne weiß jeder, dass der nur Staffage ist. Die Entscheidung ist längst gefallen.

Der Auftrag zur Überprüfung der Reisekosten war vom IQWiG-Vorstand in aller Eile erteilt worden. Ein Insider, der alle Beteiligten kennt, sagt dazu später: »Ich war lange Zeit Personalchef und weiß: Wenn man jemanden loswerden will, nimmt man seine Reisekosten der letzten Jahre auseinander.«

Wirklich handfeste Dinge findet man nicht in Sawickis Abrechnungen. Der Bericht der Prüfer wird vor der entscheidenden Sitzung nicht nur Journalisten zugespielt, sondern auch dem Lobbyverband der Pharmaindustrie. Dort ist man nach der Lektüre enttäuscht. »Die Vorwürfe sind lächerlich«, mokiert sich ein Mitarbeiter. »Ich weiß gar nicht, wie man Sawicki auf dieser Grundlage loswerden will.«

Irgendwie geht es doch. Die Sitzung dauert fast fünf Stunden und endet mit einer knappen Mitteilung. Sawickis Vertrag endet am 31. August 2010. Für eine fristlose Kündigung reichen die Vorwürfe nicht. Und man möchte in jedem Fall eine rechtliche Auseinandersetzung vermeiden. Einer der Beteiligten wird später sagen, Sawicki habe bei der Anhörung nicht genug Reue gezeigt, keine Abbitte geleistet. Doch wer Sawicki kennt, hätte wissen können, Demutsbezeugungen sind nicht seine Art. Dieses Buch zeichnet die Konflikte nach, die letztlich zur Entlassung Sawickis geführt haben.

Peter Sawicki wollte in Deutschland die evidenzbasierte Medizin etablieren − das heißt eine wissenschaftlich begründete Anwendung von Medikamenten und Behandlungsverfahren. Dafür gab es in Deutschland bis zur Gründung des IQWiG keine Tradition, und die Geschichte des Instituts ist eigentlich eine Erfolgsgeschichte. So diskutieren heute Politiker wie selbstverständlich, dass Medikamente oft keinen Zusatznutzen haben, dass sie nur teurer, aber nicht besser sind, manchmal sogar schaden. Das IQWiG gilt als eine Stimme der Vernunft in einem von Einzelinteressen getriebenen Medizinsystem.

Sicher, Peter Sawicki hat Schwächen. Auch davon wird in diesem Buch die Rede sein. Dass er eine tiefe Abneigung gegenüber bürokratischen Abläufen an den Tag legt, ist nicht zu übersehen. Als ehemaliger Chefarzt war er gewohnt, Verwaltungen zu misstrauen, und wollte Vertreter der Bürokratie eher klein und fern halten. Deshalb versucht er lange zu verhindern, dass ihm ein gleichberechtigter Geschäftsführer zur Seite gestellt wird. Ihm gehe es immer um die Inhalte, sagt er, nicht um die Formalien, denn nur über Inhalte ließe sich diskutieren, nur Inhalte könne man widerlegen.

Sawicki hat sich sicher Feinde gemacht, durch sein wenig diplomatisches Auftreten, seine zugespitzten Formulierungen, die andere nicht selten als kränkend erlebten. Vielleicht war das eine Form des Selbstschutzes. Immerhin gelang es ihm so, die scharfen, oft verleumderischen Anfeindungen gegen seine wissenschaftliche Integrität überhaupt auszuhalten.

Über Jahre hat die Pharmaindustrie versucht, Sawicki »wegzubekommen«. Kein Ministergespräch ohne »die Personalie Sawicki«. Auch im Kanzleramt wird die Industrie immer wieder vorstellig. Sawicki wird selbst einbestellt und muss sich rechtfertigen.

Die Vehemenz, mit der die Pharmafirmen gegen Sawicki vorgingen, hat einen naheliegenden Grund: Er hat in den Jahren an der Spitze des IQWiG einen tiefen Einblick in die Tricks und Geschäftspraktiken der Firmen gewonnen – und kaum jemand hat so deutlich Stellung bezogen. Trotzdem hat sich Sawicki gegen das Etikett des »Pharmagegners« oft gewehrt. »Ich bin kein Feind der Pharmaindustrie. Wer soll denn die Medikamente herstellen? Aber wir brauchen eine Industrie, der wir vertrauen können, die uns nicht betrügt, die keine Studien unterschlägt, die keine Leute besticht.«

Mit welchen Mitteln die Firmen vorgehen, das beschreibt dieses Buch. Wissen wird zurückgehalten, Geheimarchive werden angelegt – nur um eine Nutzenbewertung so lange wie möglich hinauszuzögern. Das wusste die Politik, aber bislang ist keine Regierung das Problem ernsthaft angegangen, etwa eine Pflicht zur Veröffentlichung der Studien gesetzlich vorgeschrieben. Es wird also in diesem Buch immer auch um das Versagen der Politik gehen.

Viele Angriffe kamen von Seiten der Fachgesellschaften

und Professoren. Heute hängen Professoren an den Universitätskliniken oft am Tropf der Industrie, sie sind abhängig von den »Drittmitteln« der Firmen. An die Spitze der Fachgesellschaft kommt nur, wer »geschmeidig« ist, wer sich mit der Industrie arrangieren kann, wer Studien mit den Fragestellungen durchführt, die sich mit den Interessen der Pharmakonzerne decken. Da es in Deutschland kaum Geld für industrieunabhängige Forschung gibt, hatte Sawicki Mühe, Verbündete und Sachverständige an Universitätskliniken zu finden. Wer sich dem IQWiG als Gutachter zur Verfügung stellte, musste damit rechnen, unter Druck zu geraten und Fördergelder zu verlieren.

Im Laufe seiner Tätigkeit für das IQWiG gerät Peter Sawicki auch in Konflikte mit der Deutschen Krankenhausgesellschaft – deren Lobbyismus sei schlimmer als der der Pharmaindustrie, sagt Franz Knieps, Abteilungsleiter unter Ulla Schmidt. Peter Sawicki hat sich dafür eingesetzt, dass neue Operationsverfahren, Bestrahlungen oder Wundbehandlungen zuerst an ausgewählten Kliniken eingeführt und auf ihre Wirksamkeit hin getestet werden – bezahlt von den gesetzlichen und privaten Krankenversicherungen oder auch aus Steuermitteln. Erst wenn das Ergebnis positiv ausfällt, wenn also ein Nutzen für die Patienten nachgewiesen ist, sollten die neuen Verfahren für alle Kliniken freigegeben werden. Heute darf jedes Krankenhaus alles. Die Forderung nach kontrollierten Studien im Krankenhaus behindert das Geschäft der meisten Kliniken. Das ist der Hauptgrund, warum der Hauptgeschäftsführer der Deutschen Krankenhausgesellschaft, Georg Baum, für die Ablösung von Sawicki war.

Auch ein Teil der Krankenkassen steht nur in Sonntagsreden hinter dem IQWiG unter der Leitung Sawickis. Dass er eigenständig Studien anregt, dass er sich zu Themen äußert, die das Gesundheitssystem als Ganzes betreffen, dass er sich ohne Auftrag mit dem Krebsverdacht eines Medikaments beschäftigt, das sich Hunderttausende täglich spritzen, damit hat er sich dort keine Freunde gemacht. Sawicki war für Kassenfunktionäre schlecht zu kontrollieren, er war ihnen zu unabhängig. Er kam aus einer anderen Welt.

Berlin, im Sommer 2010   Ursel Sieber

Die Vorgeschichte: Pferde einsammeln

Die Vorgeschichte des IQWiG beginnt eigentlich schon im Jahr 1993. Damals ist Horst Seehofer (CSU) Bundesgesundheitsminister. Der will eine Positivliste für Arzneimittel einführen. Die Positivliste ist der erste Versuch, den Nutzen von Arzneimitteln zu bewerten. Nur Medikamente, die einen »Zusatznutzen« haben, die besser sind als jene, die schon auf dem Markt sind oder weniger Nebenwirkungen haben, sollen »gelistet« und von der gesetzlichen Krankenversicherung erstattet werden. Die »Positivliste« sollte ständig aktualisiert werden – die Sachverständigen waren renommierte Pharmakologen, darunter der Heidelberger Professor Ulrich Schwabe, Herausgeber des *Arzneiverordnungsreports*.

Der Ausgang ist bekannt: Die Positivliste wird von der Industrie beklagt und bekämpft, mit Erfolg. Erst muss Horst Seehofer in letzter Sekunde aufgeben, dann die Bundesgesundheitsministerin Andrea Fischer von den Grünen, zuletzt auch Bundesgesundheitsministerin Ulla Schmidt (SPD). Bundeskanzler Schröder beerdigt die Positivliste dann endgültig. Sein Treffen mit den Pharmalobbyisten ist als »Rotwein-Runde« berühmt geworden.

Doch Ulla Schmidt hatte bereits auf anderem Weg begonnen, eine rationalere Arzneimittelversorgung durchzusetzen. Sie will ein Institut schaffen, das den Zusatznutzen, den therapeutischen Fortschritt von neuen Medikamenten bewertet – und diesen Vorteil auch ins Verhältnis zu den Mehrkosten setzt. In den meisten anderen Ländern existieren solche Institute seit Jahren – in Deutschland nicht.

Zunächst plant sie ein staatliches Institut, ein »Zentrum für Qualität«. Doch Kritik kommt nicht nur von der Pharmalobby, sondern von allen Gruppen, die zur Selbstverwaltung im deutschen Gesundheitswesen zählen: Ärzteschaft, Krankenhäuser, Krankenkassen.

Ulla Schmidt verändert daraufhin die Konstruktion: Das Institut wird bei der ärztlichen Selbstverwaltung angesiedelt, beim Gemeinsamen Bundesausschuss (G-BA), und heißt jetzt »IQWiG« – Institut für Qualität und Wirtschaftlichkeit im Gesundheitswesen. Nun hat Ulla Schmidt nur noch die CDU und die Pharmaindustrie gegen sich. »Zusätzliche Bürokratie« befürchtet Dieter Götte, Medizinischer Direktor von Novartis. »Das so ein Institut, das Innovationen verhindert und sich insgesamt negativ auf den Forschungsstandort Deutschland auswirkt«, beklagt Cornelia Yzer, Hauptgeschäftsführerin des Verbands forschender Arzneimittelhersteller (VfA).

Auch das CDU-regierte Hessen sieht Standortinteressen gefährdet. »Ich will, dass es dieser Industrie gut geht«, sagte Roland Koch, damals hessischer Ministerpräsident. Und die hessische Wirtschaftsministerin Lautenschläger (CDU) kämpft bis zuletzt gegen das Institut – sie will die Gesundheitsreform »volkswirtschaftlich angehen«, also Firmeninteressen schützen.

Die Pharmaindustrie ist fast nur noch in Hessen stark vertreten. Deutschland ist schon lange vor der Gründung des IQWiG nicht mehr »die Apotheke der Welt«, auch wenn die Industrie es gerne anders darstellt. Dies, obwohl

Deutschland traumhafte Bedingungen bietet: Die Hersteller haben freien Zugang zum Markt, dürfen den Preis innovativer Medikamente selbst bestimmen – und die Krankenkassen müssen ihn bezahlen. Wenn ein Medikament durch die Zulassungsbehörden freigegeben ist, als wirksam und unbedenklich eingestuft wird, schwärmen am nächsten Tag die Pharmavertreter in Praxen und Krankenhäuser aus, um es zu vermarkten.

Wozu benötigt man ein solches Qualitätsinstitut überhaupt? Schließlich gibt es die Zulassungsbehörden – in Deutschland ist es das Bundesinstitut für Arzneimittel und Medizinprodukte (BfArM) in Bonn oder, wenn Arzneimittel europaweit zugelassen werden, die Europäische Zulassungsbehörde (EMA) in London. Darauf verweisen die Kritiker des Instituts, die Pharmaindustrie, aber auch CDU und FDP.

Doch die Zulassungsbehörden prüfen nur, ob ein Medikament *wirkt*. Zwischen *Wirkung* und *Nutzen* besteht aber ein grundlegender Unterschied.

Ein Beispiel: Seit neun Jahren ist Avandia auf dem Markt – ein Medikament zur Behandlung des Diabetes. Für die Zulassung müssen die Hersteller nur nachweisen, dass Avandia den Blutzucker senkt – damit ist belegt, dass es *wirkt*. Ob mit der Senkung des Blutzuckers erreicht wird, dass die Folgeerkrankungen des Diabetes zurückgehen, dass Diabetiker also weniger häufig Schlaganfälle oder Herzinfarkte erleiden, ob es auch weniger Amputationen oder Erblindungen gibt, das prüfen die Zulassungsbehörden nicht. Und deshalb werden viele Arzneimittel verordnet, die zwar *wirken*, von denen man aber nicht weiß, ob sie den Menschen wirklich *nutzen* – und ob sie auch *besser* sind im

15

Vergleich zu den bereits vorhandenen, etablierten Medikamenten. Avandia wurde von den Behörden zugelassen – das IQWiG hat in seiner Nutzenbewertung dagegen festgestellt, dass es keinen Zusatznutzen hat.[1] Mittlerweile wird immer deutlicher, dass mit dem Medikament sogar ein erhebliches Schadenspotenzial verbunden sein kann: Unter Avandia zeigt sich eine erhöhte Herzinfarktrate.[2]

Für Firmen ist es viel einfacher, die Wirkung – in diesem Fall die Senkung des Blutzuckerwerts – nachzuweisen. Vor einer Nutzenbewertung scheuen sie eher zurück. Für Patienten ist die Bewertung des Nutzens jedoch entscheidend. Für sie ist relevant, ob sie mit dem Medikament gesünder werden oder länger leben.

Das IQWiG soll unabhängig arbeiten, es ist eine Stiftung privaten Rechts. Es führt keine eigenen Studien durch, sondern wertet die vorhandenen Daten aus – misst diese an den Kriterien der evidenzbasierten Medizin.

Über achtzig Prozent der Arzneimittelstudien sind von den Herstellern finanziert. Das IQWiG bewertet folglich vor allem Studien der Firmen – unabhängige Studien gibt es selten. Auf dieser Grundlage erstellt es die Nutzenbewertungen für den G-BA. Der entscheidet anhand dieser Gutachen, ob ein Medikament oder eine Therapie von den Krankenkassen weiterhin erstattet wird oder nicht. Auch die Aufträge erteilt der G-BA dem Institut – es entscheidet also nicht selbst, welche Medikamente oder Therapien auf ihren Nutzen hin untersucht werden sollen.

---

[1] Vgl. IQWiG: »Glitatzone sind nicht ausreichend untersucht«, Abschlussbericht, 26. 1. 2009.

[2] *blitz-at*, 21. 7. 2010.

In der Öffentlichkeit ist die Rolle des G-BA kaum bekannt. Dabei steuert dieses Gremium die Gesundheitsversorgung in Deutschland. Der G-BA ist der Inbegriff des deutschen Sonderwegs – der ärztlichen Selbstverwaltung. Hier sollen sich die Interessensgruppen und Akteure auf tragfähige Kompromisse verständigen – man nennt sie »die drei Bänke«, das sind die Kassenärztliche Bundesvereinigung (KBV), die Deutsche Krankenhausgesellschaft (DKG) und der Spitzenverband der Krankenkassen.

In Pattsituationen entscheidet die Stimme des unabhängigen Vorsitzenden Rainer Hess. Er nimmt sein Amt als unparteiischer Vorsitzender sehr ernst, seine beiden Stellvertreter – sie sollten eigentlich ebenso unparteiisch sein – weniger. Der eine stimmt häufig mit dem Spitzenverband der Krankenkassen, der andere mit der Deutschen Krankenhausgesellschaft. Manchmal blockieren sich »die drei Bänke« der Selbstverwaltung über Jahre. Entscheidungen im G-BA ziehen sich deshalb lange hin.

Zwischen SPD und CDU war das Institut bis zuletzt umstritten, und so kommt es 2003 zu einem Kompromiss, der eine große strukturelle Schwäche aufweist. Das Institut beginnt mit seiner Arbeit erst, wenn die Unternehmen ihr Medikament bereits auf den Markt gebracht haben. »Mehr war nicht drin«, sagt der damalige Abteilungsleiter im Bundesgesundheitsministerium, Franz Knieps, »wir haben genommen, was wir kriegen konnten.« Die *nachträgliche* Bewertung des Nutzens durchzusetzen war ein Punktesieg der Industrie. Sie hatte weiterhin alle Möglichkeiten, neue Medikamente zu bewerben und mit Verordnungsprämien durchzusetzen. Dann erst beginnt das IQWiG mit der Arbeit. Ein folgenschwerer Fehler, wie sich zeigen wird.

2003 wollte man, dass das IQWiG auch Kosten-Nutzen-Bewertungen für neue Medikamente erstellt, also auch den Preis beurteilt: Ist der Zusatznutzen so groß, dass der deutlich höhere Preis, den der Hersteller verlangt, gerechtfertigt ist? Oder ist der Fortschritt klein oder für die Patienten vielleicht kaum relevant, so dass die gesetzliche Krankenversicherung nur mäßige oder gar keine Preissteigerungen akzeptieren kann? Im Juni 2003 steht die Kosten-Nutzen-Bewertung noch im Gesetzentwurf, im September 2003 wird sie gestrichen – auch das ein Erfolg der Pharmaindustrie.

2004 beginnt man mit der Suche nach einem Leiter für das neue Institut.

»Ich war ein Systemunfall«, sagt Sawicki über sich selbst als Leiter des IQWiG. »Das war eine sexy Entscheidung«, sagt Theo Schröder (SPD), damals Staatssekretär. »Sawicki war der Beste, den wir kriegen konnten.«

Peter Sawicki hat sich auf diese Stelle nicht beworben. Eines Tages – er ist Chefarzt der großen Abteilung für Innere Medizin am Franziskus-Krankenhaus in Köln – erhält er einen Anruf der »Findungskommission« aus Berlin. »Wenn die mich fragen, dann haben sie wirklich etwas vor«, hofft Sawicki.

Er gibt seine Chefarztstelle auf, verzichtet auf Einkommen. Jörg Robbers, der damalige Chef der Deutschen Krankenhausgesellschaft, war Mitglied der »Findungskommission«. Er ist noch heute von dieser Entscheidung überzeugt – obwohl es zwischen ihm und Sawicki auch erhebliche Interessensgegensätze gibt. »Ich habe noch keinen engagierteren Mediziner kennengelernt«, sagt Robbers.

»Der Mann hat eine Mission, der will etwas erreichen.« Das imponiert ihm. Robbers hält sich auch mit Kritik nicht zurück. Sawicki habe einen »blinden Fleck, was die Verwaltung betrifft«. Er habe nie verstanden, warum bei Sawicki in bestimmten Fragen »nicht alle roten Warnlampen angehen«.

Peter Sawicki ist zum damaligen Zeitpunkt kein Unbekannter. Als Facharzt für Innere Medizin hat er sich auf die Diabetologie spezialisiert. Das ist ein Feld, in dem Medizin und Industrie besonders stark verfilzt sind. Sawicki entwickelt damals Schulungsprogramme für Diabetiker, in denen die Kunstinsuline nicht im Vordergrund stehen. Von Ärzten und Patientenverbänden wird er deswegen heftig angegriffen.

Das Auftreten Peter Sawickis war von Beginn an davon bestimmt, dass er Fakten sofort parat hat, die Studienlage genau kennt, komplizierte Sachverhalte einfach und verständlich erklären kann. Er strahlt Ruhe und Vertrauen aus, sagt klar, was er denkt.

Und so kommt es, schon bevor er Leiter des IQWiG wird, zu Konflikten, wie im »Teltower Kreis«. Offiziell ist der Kreis eine »Ideenschmiede für neue, effektive Ansätze in gesundheitspolitischen Fragen«. Aufgebaut haben ihn zwei Pharmalobbyisten, Rudolf Bals und Karsten Köhler, um sich Zugang zu den wichtigsten Entscheidungsträgern in der Politik, in den Krankenkassen und bei den Kassenärztlichen Vereinigungen zu verschaffen. Über den Teltower Kreis verfügen sie über die nötigen Kontakte und kommen so auch an interne Unterlagen. Dort gibt es 2002 einen handfesten Krach, als man Peter Sawicki als Referent vorschlägt. Die Pharmavertreter haben Sorge, den Argumenten des Diabetologen nicht gewachsen zu sein, und weigern sich zunächst, ihn einzuladen. »Wenn wir, das heißt natürlich unsere Spitzenleute, nicht in der Lage sind, ihn, Sawicki, in einer offenen Diskussion zu demaskieren, werden die Folgen für den deutschen Arzneimittelmarkt unübersehbar sein«, schreibt damals Rudolf Bals, ein Lobbyist der Firma Novartis, an seine Kollegen. Sawicki durfte schließlich referieren.

In seinen Vorträgen bezieht er sich oft auf den belgischen Arzt und Apotheker aus dem 17. Jahrhundert: Jean Baptista van Helmont, der zu seinen Vorbildern zählt – ein Mediziner, der nicht mit dem Strom schwamm, der »wissen« wollte. Baptista van Helmont stritt sich damals mit den Gelehrten um den »Aderlass«. Die allermeisten Heilkundigen waren von seinem Nutzen überzeugt – van Helmont nicht. Seit Jahrhunderten war der Aderlass eine gängige Behandlungsmethode. Die blutige Praxis sollte das Gleichgewicht im Körper herstellen und die Krankheit entweichen lassen. Aber es erschien dem belgischen Arzt abwegig, Menschen, die an Tuberkulose, der Krankheit der Armen, litten, so zu behandeln. Er schlug einen Test für Tuberkulose-Kranke vor – einen Vergleich, den man heute »randomisierte, kontrollierte« Studie nennen würde. »Lasset uns aus Krankenanstalten, aus Lagern, 200 oder 500 arme Leute nehmen, die Fieber und Pleurarergüsse haben«, schrieb van Helmont. »Lasst uns Lose ziehen und sie in zwei Hälften teilen«, schrieb er weiter. »Eine Hälfte werde ich mit meinen Mitteln behandeln, die andere Hälfte Ihr, und dann lasst uns die Begräbnisse zählen.« Eine einfachere Begründung, Erfahrung und Wissenschaft zu verbinden, habe er nicht gefunden, sagt Sawicki.

Der Versuch kam nie zustande. Van Helmont konnte die Mehrheit der damaligen Gelehrten und Mächtigen nicht überzeugen. Heute weiß man, wie recht der belgische Arzt hatte.

Van Helmont hat für diesen Versuch lange gestritten, und in diesem Punkt gleicht Peter Sawicki ihm. »Druck auszuhalten, bin ich gewöhnt«, sagt Sawicki über sich selbst. Mehr als andere – vielleicht weil seine Eltern aufgrund ihrer Herkunft gesellschaftlichen Anfeindungen ausgesetzt waren.

Sawicki wird in Polen geboren. Über seine überaus komplizierte Familiengeschichte spricht er fast nie. Seine Mutter stammt aus einer deutschstämmigen Adelsfamilie. Sic ist verwandt mit dem Nazigeneral Albert von Kesselring, der zwar Rom vor der Bombardierung der Alliierten bewahrt hat, dem aber auch grausame Verbrechen an Widerstandskämpfern vorgeworfen werden. Als eine Frau, die den Namen Kesselring trägt, ist seine Mutter in Polen stigmatisiert. Deutsch zu sprechen ist verboten. Der Vater ist jüdischer Herkunft – er überlebte als Kind mit seinem Vater – Sawickis Großvater – den Krieg in Sibirien. Der Großvater begeht Selbstmord, als er nach dem Krieg nach Polen zurückkehrt und die Auslöschung seiner Familie zu begreifen beginnt.

Bis zu seinem zwölften Lebensjahr konnte Peter Sawicki kein Wort Deutsch. Dann packen seine Eltern ihre Koffer und siedeln erst nach Österreich, dann nach Deutschland über. Für ihn ist die Kindheit plötzlich zu Ende. Sawicki ist sprachbegabt. Englisch und Französisch hat ihm seine Mutter beigebracht und die deutsche Sprache lernt er schnell. Obwohl ihm niemand anmerkt, dass Deutsch nicht seine Muttersprache ist, fühlt er sich oft fremd, was ihm andere häufig als Arroganz oder Überheblichkeit auslegen.

Sawicki studiert Medizin, beginnt seine Ausbildung als Assistenzarzt an der Universitätsklinik Düsseldorf. Dass er sich als Jungmediziner bei der Behandlung von Patienten nach den jeweiligen Vorlieben des vorsorgenden Arztes richten soll, das hat ihn vom ersten Tag an gestört. »Man hat mir gesagt, bei diesem Oberarzt musst du dieses geben, beim anderen etwas anderes. Ich dachte, das darf doch nicht wahr sein.« Geprägt durch sein Studium und verstärkt durch solche Erlebnisse bezieht er sich in seiner Arbeit konsequent auf die evidenzbasierte Medizin, die im angelsächsischen Raum längst verankert ist, in Deutschland aber noch eher unbekannt. Deshalb widerspricht er häufig, provoziert seine Vorgesetzten – auch durch sein Auftreten: Er legt keinen Wert darauf, seine Anliegen diplomatisch vorzubringen.

Einen Teil der Ausbildung absolviert er auf einer Krebsstation. Da weist ihn der Chefarzt an, einer Frau, die im Sterben liegt, den Tropf mit der Chemotherapie anzustöpseln. »Das machen Sie selber, ich mach das nicht«, sagt Sawicki. »Ich will nicht, dass sich die Leute ihre Seele aus dem Leib kotzen müssen, ehe sie sterben.« Der damalige Chefarzt Prof. Peters besteht darauf. »Das ist eine Anweisung«, sagt er. Sawicki weigert sich, wird in die Ambulanz versetzt. »Heilen, lindern, vermeiden, beistehen« – das mag altmodisch klingen – trifft aber Sawickis Selbstverständnis als Arzt. Statt Chemotherapie wäre bei der sterbenden Frau Zuwendung notwendig gewesen. »Wir haben heute eine Überversorgung mit Medikamenten und medizinischen Großgeräten«, sagt Sawicki. »Wir haben gleichzeitig eine gefährliche Rationierung der Zeit, die Ärzte und Krankenschwestern für Patienten haben, und das kann Leben kosten.«

Sein erster Chef an der Uniklinik Düsseldorf ist Prof. Horst Zimmermann. Als Zimmermann pensioniert wird und wenig später erkrankt, fragt er keine Koryphäe, sondern Peter Sawicki, ob er ihn als Arzt betreuen will. Zimmermanns Nachfolger wird Prof. Michael Berger, Chefarzt für Innere Medizin, ein damals schon bekannter Diabetologe. Michael Berger und seine Frau, die Ärztin Ingrid Mühlhauser, arbeiten anfangs − wie viele Ärzte − mit der Pharmaindustrie zusammen, werden zu Kongressen eingeladen, halten Vorträge, bekommen Honorare. Die Industrie entwickelt die Kunstinsuline, die das Humaninsulin ablösen sollen − aber Berger macht die Werbung für die Insulinanaloga nicht mit. Die Firmen meiden ihn zusehends, seine Vorträge sind nicht mehr erwünscht, Drittmittel bekommt er kaum mehr.

Michael Berger sucht andere Wege der Finanzierung, entwirft für Zuckerkranke eigene Schulungsprogramme, zeigt, wie die Menschen mit dem traditionellen Humaninsulin genauso gut leben können wie mit dem von den Firmen überall angepriesenen Kunstinsulin. Sawicki gehört bald zur »Berger-Schule«. Die Schulungsprogramme für Diabetiker, die Sawicki später für den AOK-Bundesverband entwickelt, bauen darauf auf.

Im September 2004 übernimmt Sawicki die Leitung des IQWiG. Für die Mitglieder der Findungskommission hatte seine Person den Reiz, dass er nicht zum medizinisch-industriellen Komplex gehörte, wie Staatssekretär Schröder sagt. Was er und wohl auch Ulla Schmidt unterschätzt haben: Durch die politischen Vorgaben – den Firmen den freien Zugang zum Markt zu erhalten und mit der Nutzenbewertung erst *nach* Markteinführung zu beginnen – gerät Sawicki immer mehr in die Rolle eines Verhinderers und Spielverderbers: Er und das Institut wollen den Patienten anscheinend innovative Medikamente wieder »wegnehmen«. Zum Image des »Sparkommissars« und »Kassenknechts« ist es da nicht mehr weit. »Wir dürfen erst mit der Arbeit beginnen, wenn die Pferde schon ausgebrochen sind aus dem Stall«, hat Sawicki einmal resigniert gesagt.

Wichtig wäre eine so genannte »vierte Hürde« – was bedeutet: die Medikamente dürfen erst nach der Nutzenbewertung auf den Markt und die Hersteller müssen den Zugang zum deutschen Markt beantragen – wie in einigen anderen Ländern auch. Doch diese »vierte Hürde« hat die Pharmaindustrie zu einem Kampfbegriff gemacht – die SPD traute sich an dieses Problem nicht heran. Mehrmals spricht Sawicki mit Bundesgesundheitsministerin Ulla Schmidt darüber, doch ihre Antwort lautet, eine »vierte Hürde«, die Bewertung der Arzneimittel direkt nach der Zulassung, vor der Erstattung durch die Krankenkassen, ohne freien Zugang zum Markt, sei politisch nicht durchsetzbar.

Sawicki empfindet das als mutlos, ist enttäuscht, dass die Industrie nicht wenigstens gesetzlich verpflichtet wird, die Daten in einer bestimmten Frist zu übergeben – diese Hinhaltetaktik der Industrie hätte man mit der Sanktion belegen und das Arzneimittel von der Erstattung so lange ausschließen können, bis alle Daten auf dem Tisch liegen. Aber auch dazu war Ulla Schmidt nicht bereit. Erst ein Jahr vor dem Ende ihrer Amtszeit wagt sie sich vor und sagt, dass auch sie eine »vierte Hürde« befürworte. Umgesetzt hat sie das nicht mehr.

An dieses Problem wagt sich auch der neue Bundesgesundheitsminister Philipp Rösler nicht heran. Auch er lässt den Firmen den freien Zugang zum Markt – führt allerdings direkt nach der Zulassung eine Schnellbewertung durch das IQWiG ein.

Bereits ein halbes Jahr nach seiner Gründung wird das Institut mit Aufträgen überschüttet – am 25. Februar 2005 übermittelt der G-BA einen Herkulesauftrag, den Nutzen von über fünfzig Medikamenten aller großen Volkskrankheiten zu überprüfen.

Sawicki hofft damals, Professoren aus den Fachgesellschaften als Gutachter gewinnen zu können – erhält aber immer wieder Absagen. »Ich bin gegen eine Mauer gelaufen«, erinnert er sich. Er habe deren Abhängigkeiten unterschätzt, sagt Sawicki. »Ich habe erst mit der Zeit gelernt, was es für manche Kollegen heißt, mit uns zusammenzuarbeiten: Sie laufen Gefahr, Drittmittel der Industrie zu verlieren.«

Nur wenige Studiengruppen stellen sich dem IQWiG als Gutachter zur Verfügung – was der Vorsitzende der Kassenärztlichen Vereinigung (KBV), Andreas Köhler, kritisiert. Auch er Mitglied im Vorstand der Stiftung, die das IQWiG trägt. »In zwei Fällen sind Drohungen erfolgt, die Drittmittel zu stoppen, wenn Aufträge für das IQWiG vergeben werden«, sagt der KBV-Mann. Es gäbe in Deutschland zu wenig unabhängige Forschung.[3]

Sawicki ist ehrgeizig. Er muss Mitarbeiter einstellen,

---

[3] Vgl. *tageszeitung*, 13. 2. 2008.

Räume anmieten, Sachverständige finden. Er will das Institut schnell arbeitsfähig machen. In den Turbulenzen der Aufbauphase unterlaufen ihm Fehler und Ungeschicklichkeiten, die seine Gegner später ausschlachten.

Sawicki hat im Jahr 2002 ein eigenes Institut gegründet, das »Deutsche Institut für evidenzbasierte Medizin« (DIeM). Als er 2004 die Leitung des IQWiG antreten soll, bietet er der Findungskommission an, das eigene Institut aufzulösen. Doch die Kommission wehrt ab, das DIeM werde aufgrund der fachlichen Qualifikation seiner Mitarbeiter noch gebraucht. Sawicki tritt seine Anteile ab, das Institut wird von seiner Frau als Geschäftsführerin weitergeführt. Wenn Aufträge vom IQWiG direkt an das DIeM vergeben werden sollen, müsse das vom Vorstand der IQWiG-Stiftung genehmigt werden. Daran hält sich Sawicki auch. Allerdings vergeben andere Sachverständige, die Universitäten Graz und Düsseldorf so genannte Unteraufträge an das DIeM. Insgesamt viermal erhält es Aufträge für Literaturrecherchen und andere Zuarbeiten. Diese »Unterbeauftragung« wird Sawicki später als »Vetternwirtschaft« vorgehalten.

Sawicki wehrt sich gegen diesen Vorwurf – nur die direkte Vergabe vom IQWiG an das DIeM sei genehmigungspflichtig gewesen. In einem Interview mit dem *Stern* räumt er allerdings ein, dass »es geschickter gewesen wäre, den Vorstand auch in diesen Fällen zu informieren«, aber in dem »Anfangstrubel des Institutsaufbaus« habe daran keiner gedacht. Wirtschaftsprüfer untersuchen daraufhin alle Vergaben des IQWiG, finden aber keine weiteren Verstöße. Das Ergebnis: Persönliche Vorteilsnahme oder Begünstigung schließen die Wirtschaftsprüfer aus, das DIeM hatte für die Universitäten Graz und Düsseldorf die geforderte Leistung erbracht. Trotzdem hatte sich Sawicki damit angreifbar gemacht – und schon damals wurde versucht, ihn darüber zu stürzen. Das gelang erst unter der neuen Regierung – über die so genannte Spesen- und Dienstwagenaffäre.

Ende einer Dienstfahrt

Die eigentliche Geschichte beginnt Wochen vor der Bundestagswahl. Da ging es nicht um Sawickis Reisekosten. Mitten im Sommer 2009 – das genaue Datum lässt sich nicht rekonstruieren – meldet sich Susanne Wald aus dem Kanzleramt im Bundesgesundheitsministerium; sie ist heute Büroleiterin von Bundesgesundheitsminister Philipp Rösler. Wann denn Sawickis Arbeitsvertrag auslaufe, wollte Susanne Wald wissen. Und sie lässt durchblicken, das Bundeskanzleramt werde es nicht dulden, sollte Bundesgesundheitsministerin Ulla Schmidt (SPD) auf die Idee kommen, Sawickis Vertrag vorzeitig zu verlängern. Frau Wald ist damals Leiterin des Referats 312 – Gesundheitspolitik in der Abteilung Gesundheits- und Sozialpolitik unter Thomas de Maizière (CDU), damals noch Kanzleramtsminister von Angela Merkel. Die Hauptgeschäftsführerin des Verbands der forschenden Arzneimittelhersteller (VfA), Cornelia Yzer, pflegt einen guten Kontakt zu de Maizière.

Nach der Wahl geht es Schlag auf Schlag. Philipp Rösler von der FDP wird Bundesgesundheitsminister. Rösler hatte schon vorher – in einer gemeinsamen Erklärung der

Wirtschaftsminister der Länder – die Arbeit des IQWiG als »Gefahr für den Standort Deutschland« bezeichnet. Damals war er noch Wirtschaftsminister in Niedersachsen. Auch seine drei neuen Staatssekretäre sind Sawicki nicht freundlich gesonnen.

Im Oktober 2009 fordern führende Gesundheitspolitiker der CDU-Bundestagsfraktion eine Neuorientierung des IQWiG und personelle Konsequenzen an der Spitze. Im Koalitionsvertrag findet sich dann die Ankündigung, man wolle »die Arbeit des IQWiG überprüfen« und dessen »Akzeptanz« auch bei den Herstellern verbessern. Für diesen Passus hat der VfA die Vorlage geliefert.

Einen Tag nach der Vereidigung Philipp Röslers als Bundesgesundheitsminister am 28. Oktober 2009 treffen sich die fünf Männer vom Vorstand des IQWiG. Auf der Tagesordnung steht »Wiederbestellung der Institutsleitung«. Erste Stimmen werden laut, dass man den Vertrag mit Peter Sawicki nicht verlängern möchte. Der sich so geäußert haben soll, heißt Georg Baum und vertritt die Interessen der Kliniken in Deutschland – und er ist FDP-Mitglied. Auch die neue Spitze des Ministeriums wolle Sawicki ablösen.

Der Vorstand vertagt die Entscheidung. Das ist der Stand am 29. Oktober 2009.

Es ist merkwürdig – aber der kaufmännische Geschäftsführer des IQWiG tritt direkt am Tag darauf eine folgenschwere Reise an: Frank Hackenberg, seit März 2008 in dieser Position, davor beim Verband der Ersatzkassen, fährt zum Vorsitzenden des Finanzausschusses der Stiftung nach Düsseldorf. Das ist Leonhard Hansen – ein älterer, engagierter Herr. Als Leiter der Kassenärztlichen Vereinigung Nordrhein hat er sich bundesweit einen Namen gemacht, weil er die Ärzte zu einem unabhängigeren und rationaleren Verschreibungsverhalten gezwungen hat.

Jetzt wundert er sich, als der IQWiG-Geschäftsführer Hackenberg in seinem Büro steht und einen Stapel mit Quittungen auf den Tisch packt – Quittungen aus Sawickis Reisekostenabrechnungen der letzten Jahre. Hansen will mit seinem Stellvertreter sprechen. Das ist Dieter Voss, damals noch Vorstandsmitglied im Spitzenverband Bund der Krankenkassen. Als Hansen ihn anruft, ist der bereits im Bilde.

Worum geht es? Formal geht es um zwei Tankquittungen über 10 und 15,20 Euro. Superbenzin – wo doch Sawicki mit seinem Dienstwagen Diesel tankt. Für jeden ersichtlich – ein Versehen. Und um Maut- und Parkbelege, die Sawicki nicht hätte einreichen dürfen. Laut dem Bericht der Wirtschaftsprüfer geht dies auf ein Missverständnis zurück, das zwischen Sawicki und Hackenbergs Vorgänger entstanden ist. Das alles war Frank Hackenberg bewusst, als er seine Reise nach Düsseldorf antrat.

Sawicki ahnt nichts von dieser Reise. Am 6. November zahlt er den ihm zu viel erstatteten Betrag zurück – 991,95 Euro.

Am 12. November trifft sich Frank Hackenberg dennoch ein zweites Mal mit Leonhard Hansen und Dieter Voss in Berlin. Hackenberg bringt ein neues Thema auf: Sawickis Dienstwagen. Kassenfunktionär Voss drängt darauf, den gesamten Vorstand einzuschalten. Hansen ist unsicher – lässt sich aber überreden. Er grübelt noch heute, ob er instrumentalisiert worden ist. »War das bestellt?«, fragt er. »Und von wem?«

Frank Hackenberg könnte diese Frage beantworten. Die Erlaubnis hat ihm der Sprecher des Vorstands der IQWiG-Stiftung nicht erteilt.

Leonhard Hansen weiß, dass den Gegnern Sawickis im Vorstand das »Spesenthema gut zupasskäme«. Aber auch manchen Kassenfunktionären ist das IQWiG unter Sawickis Leitung unbequem und zu unberechenbar geworden.

Als Sawicki Im Sommer 2004 berufen wird, ist er ein gut verdienender Chefarzt. Für den Wechsel zum IQWiG verzichtet er auf rund 60 000 Euro Gehalt pro Jahr und auf eine Stelle, die ihm bis zur Pensionierung garantiert war. Um das »auszugleichen«, bietet ihm die damalige Findungskommission einen Dienstwagen mit Fahrer an – Sawicki sollte den Vorständen der Krankenkassen gleichgestellt werden. Dieses Angebot bestätigen gegenüber den Wirtschaftsprüfern alle der damals Beteiligten. Sawicki lehnt dieses Angebot ab. Er will keinen Fahrer. Er möchte sein damaliges Privatauto als Dienstwagen nutzen. Das wird in seinem Arbeitsvertrag so festgehalten. Man sei damals Sawickis Angebot gern entgegengekommen, weil das dem Institut in der Gründungsphase Geld gespart hätte, erklärt einer der Beteiligten den Wirtschaftsprüfern.

Zwei Jahre später. Sein Geschäftsführer ist damals Michael Weber. Weber findet die Dienstwagenregelung in Sawickis Arbeitsvertrag »ungewöhnlich« und schlägt ihm die übliche Variante vor: Das Institut sollte ein Leasingfahrzeug als Dienstwagen anschaffen, das Sawicki auch privat nutzen würde. Diesen »geldwerten Vorteil« muss Sawicki als Einkommen privat versteuern. Sawicki lässt sich darauf ein. Das Institut least einen Dienstwagen.

Geschäftsführer Weber will den Leasingvertrag dem Vorstand vorlegen – Sawicki hält das für unnötigen bürokratischen Aufwand, schließlich habe ihm der Vorstand genau das von Anfang an angeboten. Weber findet das zwar für »ungeschickt«, akzeptiert dann aber widerwillig Sawickis Position und betont, die Kosten für das Leasingfahrzeug seien schließlich für jeden ersichtlich seit 2006 in jedem Haushaltsplan aufgelistet worden. Die Haushaltspläne hat der Stiftungsrat alle genehmigt. Die Wirtschaftsprüfer berichten außerdem, dass der Finanzausschuss am 27. Oktober 2006 ausdrücklich über die Anschaffung des Leasingfahrzeugs informiert worden sei. Auch sei ihm die Kalkulation der einzelnen Posten (Leasingrate, Versicherung, Steuer, Benzin- und Betriebskosten) im Einzelnen dargestellt worden.

Trotzdem machen die Wirtschaftsprüfer in ihrem Prüfbericht 2010 eine falsche Rechnung auf: Die Anschaffung des Leasingfahrzeugs habe das Institut insgesamt 40 636,12 Euro mehr gekostet, als wenn Sawicki weiterhin seinen Privatwagen gefahren wäre und die Kilometerpauschale mit dem Institut abgerechnet hätte.

Die Summe von 40 000 Euro taucht in der Presse auf – völlig aus dem Zusammenhang gerissen. Denn die Wirtschaftsprüfer berechnen nicht, um wie viel teurer es geworden wäre, wenn Sawicki sechs Jahre lang einen eigenen Fahrer beschäftigt hätte. Der hätte pro Jahr mindestens 30 000 Euro gekostet.

Dass er den Leasingvertrag dem Vorstand nicht mehr

vorgelegt hat, sei »ungeschickt« gewesen, sagt auch Rainer Hess, der unparteiische Vorsitzende des G-BA. Aber aus seiner Sicht gab es keinen Grund, Sawicki deshalb abzulösen. Und Hess fügt knapp hinzu: »Die Forderungen nach der Ablösung von Sawicki kamen ja lange vorher von der Politik – da war von Spesen und Dienstwagen noch nicht die Rede.«

Was stört die Funktionäre der Krankenkassen also an diesem Dienstwagen so sehr? Wer danach fragt, bekommt böse Blicke zugeworfen und dann eine kurze Antwort: »Ein Audi Q 7 – und das in einem Institut für Wirtschaftlichkeit!« Diese Antwort ist nicht leicht zu verstehen – denn die Recherche ergibt: Viele Kassenvorstände benutzen abwechselnd einen Audi A 8 oder eine Mercedes-S-Klasse – im Unterschied zu Sawicki allerdings mit eigenem Fahrer –, wie zum Beispiel der Chef der Technikerkrankenkasse oder der Chef der Kaufmännischen Krankenkasse. Und die genannten Kassenvorstände fliegen nach Frankfurt, schicken ihren Fahrer mit dem Auto voraus und lassen sich dort wieder abholen. Also ein viel sorgloseres Umgehen mit Geldern der Versicherten.

»Was für eine Bigotterie«, sagt der frühere kaufmännische Geschäftsführer Michael Weber. Und überhaupt: »Die haben den Audi Q 7 doch immer auf dem Parkplatz vor dem Institut stehen sehen – kein Einziger hat sich bis dahin daran gestört.«

Was ist dann das Problem? Hat Sawicki denn nicht Versichertengelder gespart, indem er auf den Fahrer verzichtet hat? Auf diese Frage erhält man eine Antwort, die ziemlich abwegig klingt – und doch passt diese Art der bürokratischen Begründung zu den Akteuren aus den Krankenkassen: Man dürfe dies nicht zusammenrechnen – ein Dienstwagen werde bei den »Sachleistungen« verbucht, ein Fahrer bei den »Personalkosten«, das seien erst mal zwei getrennte Töpfe. Aber sind das nicht künstliche Trennungen, zählt am Ende nicht das, was insgesamt ausgegeben wurde? Schweigen – und dann die Antwort: Herr Sawicki käme als ehemaliger Chefarzt aus einer anderen Welt, aus der Welt der privaten Wirtschaft, wo es solche Vorgaben des öffentlichen Dienstrechts nicht gäbe.

Schließlich ein letztes, nicht weniger bürokratisch anmutendes Argument. »Es gilt das, was man unterschrieben hat«, heißt es im Stiftungsvorstand des IQWiG. Damit ist Sawickis Arbeitsvertrag gemeint, mit der Formulierung, dass Sawicki seinen Privatwagen auch als Dienstwagen nutzen dürfe.

Merkwürdig nur: Sawicki verfügt über gar keinen unterschriebenen Arbeitsvertrag. Er hat nur einen Entwurf – übermittelt per Fax von zwei damaligen Mitgliedern des Vorstands im Sommer 2004, ehe er die Stelle angetreten hat. Der Vorstand der IQWiG-Stiftung, mit seinen auf Formalitäten so sehr bedachten Mitgliedern, hat sich nie darum gekümmert, dass sein Arbeitsvertrag unterschrieben und ordentlich zu den Akten geheftet wird.

Gestört haben sich Vertreter vom Spitzenverband Bund übrigens an der Lage des Instituts. Sawicki hat ein Verwaltungsgebäude in Köln-Kalk angemietet – auf der »falschen Rheinseite«, wie der damalige Ministerpräsident Jürgen Rüttgers (CDU) einmal angemerkt hat. Auch Gernot Kiefer, der dritte Vorstand beim Spitzenverband der Krankenkassen, fand die Lage »zu wenig repräsentativ« und der »Bedeutung des Instituts nicht angemessen«. Kein Audi Q 7 – aber ein Gebäude in repräsentativerer Lage?

Die Miete sei günstig, sagt der damalige Geschäftsführer Michael Weber, und er fand es gut, dass Sawicki sich dafür entschieden hat. Von den Büros aus blickt man teilweise auf Industriebrachen – Kalk war ein Stadtteil mit Schwerindustrie, heute leben dort eher Ausländer und Menschen mit einem niedrigen Sozialstatus, eine »Proletenstadt«, eigentlich »so ziemlich der letzte Stadtteil« von Köln. Michael Weber erinnert sich an manche Episode: »Das hatte Atmosphäre, wenn die Pharmamanager vor unserer Tür ausstiegen.«

Am 20. Januar 2010 entscheiden die fünf Männer des Vorstands der IQWiG-Stiftung, Sawicki als Institutsleiter abzulösen. Persönlich getroffen hat Sawicki vor allem die Art und Weise. »Ich hätte es besser gefunden, wenn man mir gesagt hätte, wir finden für Sie keine Mehrheit, die Politik glaubt, mit einem anderen Leiter das Institut besser führen zu können – ohne vorgeschobene Geschichten«, sagt Sawicki. »Das hätte mich nicht gefreut – aber ich hätte es akzeptiert.«

Drei Wünsche an die Industrie

13. September 2004 in Berlin. Seit 13 Tagen ist Peter Sawicki Leiter des neu gegründeten IQWiG. Um 12 Uhr ist
er in Berlin zum »Lunch-Gespräch« verabredet – der Verband der forschenden Arzneimittelhersteller (VfA) möchte
mit ihm zu Mittag essen, sich einen persönlichen Eindruck
von diesem Mann verschaffen, dem der Ruf eines Pharmakritikers vorauseilt. Um 14 Uhr wird Peter Sawicki erstmals öffentlich in seiner neuen Funktion auftreten und
deutlich machen, wie er sich eine Kooperation mit dem
Verband vorstellt und was er von den Mitgliedsfirmen, den
großen, weltweit agierenden Konzernen, erwartet.

Cornelia Yzer hat ihn in das Hilton am Gendarmen-
markt eingeladen. Yzer ist die Hauptgeschäftsführerin des
Verbands der forschenden Arzneimittelhersteller, die
mächtigste Lobbyistin der Pharmaindustrie in Deutschland. Sie ist bestens mit der Politik vernetzt, insbesondere
mit der CDU. »Das neue Qualitätsinstitut – Meilenstein
oder Innovationsbremse?« hat sie als Motto der Veranstaltung gewählt. Einige Firmenchefs der deutschen Pharmaindustrie sind nach Berlin gekommen, um sich den Vortrag
von Peter Sawicki anzuhören, aber auch Mitarbeiter aus
den Bundesministerien und aus dem Bundeskanzleramt,
Bundestagsabgeordnete, Journalisten warten neugierig in
dem Veranstaltungsraum.

Der Ton ist freundlich und verbindlich – auch wenn für

einige in der Runde das Urteil längst feststeht. Peter Sawicki hofft damals noch, er könne einen echten Dialog mit der Industrie beginnen. Er glaubt, dass es möglich sein müsse, eine »Koalition mit den Vernünftigen« in der Industrie zu bilden. Denn er kennt aufrechte Ärzte und Pharmakologen in den Firmen, auch in höheren Etagen, Mitarbeiter, die das Wohl der Patienten im Auge haben und gerne andere Studien auflegen würden und die über das schlechte Image der Pharmaindustrie selbst nicht glücklich sind. Oft hat er von Kollegen, die Arzneimittelstudien für die Firmen konzipieren, gehört, dass von Seiten der Marketingabteilungen und den Shareholdern großer Druck auf sie ausgeübt werde, Studien zu erstellen, die die gewünschten Ergebnisse liefern. Nur Anforderungen von außen, gesetzliche Vorgaben, schmerzhafte Sanktionen und Auflagen der Zulassungsbehörden oder des IQWiG könnten daran etwas ändern und ihnen den nötigen Spielraum verschaffen.

Es ist still im Raum, als Peter Sawicki ans Pult tritt. Seine Botschaft ist simpel – und doch eine Provokation. Drei Wünsche formuliert Peter Sawicki an die Adresse der Firmen. »Machen Sie patientenorientierte Studien«, sagt er. »Veröffentlichen Sie die Daten Ihrer Studien vollständig und korrekt. Und informieren Sie die Ärzte richtig.«[4]

Die drei Wünsche klingen einfach – doch dahinter verbirgt sich eine fundamentale Kritik an der derzeitigen Politik der Firmen: Er hält ihnen vor, dass sie die Ergebnisse ihrer Studien oft nur selektiv veröffentlichen, und nennt

[4] »Drei IQWiG-Wünsche an die Industrie«, Vortrag Peter Sawickis, gehalten am 13. 9. 2004 auf einer Veranstaltung des VfA.

Beispiele, Zahlen aus internationalen Untersuchungen: Bis zu fünfzig Prozent aller Studien, in denen die Wirksamkeit der Arzneimittel geprüft werden, bleiben unter Verschluss. Veröffentlicht werden Studien im Prinzip nur dann, wenn sie die gewünschten Ergebnisse für das Medikament zeigen – in den Schubladen verschwinden dagegen die anderen, in denen das Medikament schlechter abschneidet als erhofft oder zu viele Nebenwirkungen aufweist. Über die Konsequenzen eines solchen Handelns – Mediziner nennen das den »publication bias« – sind sich die Anwesenden im Klaren. Doch dass sie vom Leiter des IQWiG so offen ausgesprochen werden, wird als Affront aufgefasst. Als Beispiel nennt Sawicki die »Antiarrhythmika«. Daten über die toxische Wirkung dieser Medikamente gegen Herzrhythmusstörungen waren den Herstellern seit Jahren bekannt, wurden aber nicht veröffentlicht. Allein in den USA wären zwischen 20 000 und 70 000 Todesfälle vermeidbar gewesen, berichtet das renommierte Fachblatt *British Medical Journal*.[5] Eine irrsinnige Zahl. Peter Sawicki zitiert dazu Sir Iain Chalmers, einen Mitbegründer der Cochrane Collaboration, der dies auf den einfachen Nenner bringt: »Die Nichtpublikation von Studienergebnissen kostet Leben.«

Peter Sawicki kommt auf seinen zweiten Wunsch zu sprechen: Die Forschung müsse auf das Interesse der Patienten ausgerichtet werden. Er fordert die Hersteller dazu auf, die Studien so anzulegen, dass sie die »Schlüsselfragen«, die wirklich relevanten Fragen beantworten, also

---

[5] *British Medical Journal* 1999: S. 939, http://clinicaltrials.gov/ct2/show/NCT00000526.

solche, die »wichtig, valide, auf meinen Patienten anwendbar« sind. Die Hersteller sollen nicht nur untersuchen, ob beispielsweise ihr Medikament den Blutzuckerspiegel oder den Blutdruck senkt, sondern Studien mit relevanten »Endpunkten« auflegen, Studien, die klären, ob durch die Senkung des Blutzuckers oder Bluthochdrucks auch die Zahl der Herzinfarkte, Schlaganfälle oder die Sterblichkeit verringert wird. Von 1234 wissenschaftlichen Publikationen zu Diabetes aus den Jahren 1992−2002 hatten gerade mal 103 Arbeiten solchen »validen, geprüften, klinischen Endpunkt« − mit anderen Worten: gerade acht Prozent aller Arzneimittelstudien untersuchen demnach die Frage, ob die Patienten mit dem Medikament länger leben oder weniger unter Folgeerkrankungen leiden. Bei einem Großteil der Studien handelte es sich hingegen um so genannte Anwendungsbeobachtungen, bezahlte Pro-forma-Studien der Industrie oder um solche, die nur zeigen, ob etwa der Blutzucker sinkt, ohne zu prüfen, ob und wie der niedrigere Blutzucker die Patienten vor den Folgekrankheiten des Diabetes schützt.

In seinem dritten Wunsch fordert Sawicki die Industrie zu einer anderen Kommunikationspolitik auf: Informieren Sie die Ärzte korrekt, verlangt er. In einer Fleißarbeit hat er selbst mit Kollegen Werbeprospekte ausgewertet, die Pharmavertreter in Arztpraxen auslegen, die täglich in den Briefkästen der Ärzte landen oder die auf den von Firmen gesponserten Fortbildungsveranstaltungen für Ärzte verteilt werden. 520 Aussagen in 175 Werbeprospekten wurden einzeln überprüft. Auffällig ist, dass bei 42 Prozent der Aussagen die Firmen darauf verzichtet hatten, eine Quelle anzugeben. Da wo eine Quelle angegeben war und die

Aussage mit der Originalpublikation verglichen werden konnte, stimmte sie oft nicht: Nur sechs Prozent der Aussagen entsprachen dem tatsächlichen Studienergebnis. Eine Firma etwa behauptete, ihr Medikament sei genauso gut verträglich wie Placebo, eine Zuckerpille – tatsächlich lagen die Nebenwirkungen zwanzigmal höher.[6]

Im Konferenzsaal ist es längst unruhig geworden, als Sawicki am Ende seines Vortrags angelangt ist und sich für die Aufmerksamkeit bedankt. Das soll das wahre Abbild einer Industrie sein, die doch eigentlich behauptet, uns gesünder und glücklicher zu machen? Aber vielleicht ist für die Pharmaindustrie weniger ihr Sündenregister das Problem als vielmehr, dass jemand es wagt, es ihnen und womöglich der Öffentlichkeit vorzutragen. Nach Sawicki tritt Andreas Barner, der damalige Vorsitzende des Verbands, mit düsterer Miene an das Rednerpult. Er sei »betroffen«, sagt Barner. Der Vortrag des Gastredners und neuen Institutsleiters habe doch einiges ausgelassen. Dann zählt er die Erfolge der Industrie in den letzten Jahren auf und betont, die Firmen hätten auch gute Studien konzipiert und veröffentlicht. Zudem seien sie natürlich über jede Anregung des neuen Institutsleiters dankbar.

Sawicki antwortet freundlich, die vorgegebene Zeit habe ihm nicht erlaubt, alles zu sagen, und natürlich bewerte er die Bemühungen der Industrie positiv. Aber er habe doch Anregungen genannt, wendet er sich an Barner und verweist auf seine drei Wünsche an die Industrie. Dann verspricht er, das Institut werde vollkommen transparent arbeiten und seine Methoden zur Bewertung des Nutzens

[6] *Arzneimitteltelegramm* 2004 (2); www.di-em.de.

von Arzneimitteln offenlegen, so dass die Ergebnisse für alle nachvollziehbar seien.

Nach der Veranstaltung wird Cornelia Yzer im internen Kreis sagen, dass Peter Sawicki wohl einiges mit dem Gesundheitsexperten der SPD, Karl Lauterbach, gemeinsam habe, der auch das Bild der Industrie selektiv und verzerrt darstelle.

Drei Wochen später. Es hat nicht lange gedauert, bis die Wirklichkeit den VfA eingeholt hat. Am 30. September 2004 beginnt eine der größten freiwilligen Rückrufaktionen in der Medizin. Der Hersteller Merck, Sharp & Dohme, kurz MSD, nimmt eines seiner umsatzstärksten Arzneimittel vom Markt: das Schmerzmittel Vioxx. Die Aktienkurse des Konzerns brechen ein. In deutschen Arztpraxen stehen die Telefone nicht still, die Ärzte müssen unzählige Patienten beruhigen und beraten, auf welches Schmerzmittel sie jetzt wechseln sollen.

Vioxx war ein »Blockbuster«, der Renner auf dem Markt. Beworben als das »Superaspirin«, wurde es oft bei Gelenkschmerzen und Rheuma verschrieben. Anders als die klassischen Schmerzmittel, Aspirin, Ibuprofen oder Diclofenac, soll es seltener Magenschmerzen und schwere Magenblutungen verursachen. Nun nimmt die Firma Vioxx vom Markt. Zuvor hat eine Studie des Herstellers – »Approve« genannt – gezeigt, dass mit der Einnahme von Vioxx das Risiko steigt, einen Herzinfarkt, eine Thrombose oder einen Schlaganfall zu erleiden.

Diese Studie war allerdings nicht durchgeführt worden, um die Sicherheit des Medikaments zu überprüfen, sondern um eine Zulassungserweiterung zu erreichen: Vioxx sollte nun auch zur Prävention von Darmpolypen, einer möglichen Vorstufe von Darmkrebs, eingesetzt werden. Damit wäre Vioxx ein Medikament für viele Menschen ab fünfzig Jahre geworden. Wichtig ist zudem, dass Menschen mit einem erhöhten Herzinfarktrisiko von der Studie ausgeschlossen waren, doch über den Vergleich mit einer Patientengruppe, die nur ein Placebo erhalten hatte, stellte man schließlich fest, dass Vioxx für Herzinfarkte verantwortlich ist. Zuvor hatte die MSD immer so argumentiert, dass andere Schmerzmittel zu einer Reduktion der Infarktrate führen und nicht Vioxx zu einer Erhöhung.

Trotzdem behauptet MSD in einer Pressemitteilung, dass unter Vioxx »unerwartet« vermehrt Herzinfarkte und Schlaganfälle aufgetreten seien. Hat die Firma also nicht überaus verantwortlich gehandelt, mit einer freiwilligen Rückrufaktion schnell reagiert? Hat Sawicki die Praktiken der Industrie unangemessen dramatisiert?

Genau das wird der Leiter des neuen Qualitätsinstituts an diesem und an den folgenden Tagen von Journalisten gefragt. Doch Peter Sawicki weiß, dass diese Fälle für die Firma weit weniger unerwartet waren, als sie glauben machen will. Vielmehr wurde seit der Zulassung im Jahr 1999 über das erhöhte Risiko für Herzinfarkte und Schlaganfälle diskutiert, unter unabhängigen Ärzten und in angesehenen Fachjournalen. Der Firma rechnet er öffentlich vor, dass sie allein in Deutschland möglicherweise zweitausend Patienten seit der Zulassung geschädigt habe – eine eher konservative Schätzung, wie er betont. Bereits die Zulassungsstudie VIGOR habe das erhöhte Risiko für Herzinfarkte und Schlaganfälle gezeigt, doch durch trickreiche Rechnereien sei dieses Risiko von der Firma heruntergespielt worden, kritisiert Peter Sawicki. Zudem hatte bereits

2001 das *arznei-telegramm* darüber berichtet – Peter Sawicki gehört damals zum Kreis der Herausgeber.[7]

Bestätigt wird Sawicki von Ärzten aus den USA, die sich mit ähnlichen Aussagen zu Wort melden – aber auch von der Arzneimittelkommission der deutschen Ärzteschaft. Wie »Lutschbonbons« sei Vioxx verordnet worden, empört sich der damalige Kommissionsvorsitzende Bruno Müller-Oerlinghausen. »Genau das war schon immer falsch und gefährlich.« Regelmäßig habe die Arzneimittelkommission Warnungen veröffentlicht, die aber von den Ärzten »im Marketingnebel oft überhört wurden«.[8]

Es herrscht Alarmstimmung in den Verbandsetagen des VfA am Hausvogteiplatz in Berlin. Der Leiter des neuen Instituts, das künftig den Nutzen ihrer Arzneimittel bewerten wird, scheut sich nicht, die Opferzahlen von Vioxx zu schätzen, die Zahl öffentlich zu nennen und den Hersteller von Vioxx im Grunde der fahrlässigen Körperverletzung zu bezichtigen.

Es ist verständlich, dass der VfA geradezu krampfhaft nach einer Möglichkeit sucht, gegen Peter Sawicki vorzugehen. Eine rechtliche Prüfung wird intern in Auftrag gegeben: Darf Peter Sawicki als Leiter des IQWiG öffentlich überhaupt zu Vioxx Stellung nehmen, obwohl der G-BA ihn mit einer Bewertung dieses Arzneimittels nicht beauftragt hatte? Gibt es irgendeine Chance, ihm »am Zeug zu flicken«, wie ein damals Beteiligter über den Prüfungsauftrag sagt. Die rechtliche Prüfung kommt zu dem Ergebnis,

[7]   *arznei-telegramm* 2001 (32): S. 87 f.
[8]   *Frankfurter Allgemeine Zeitung*, 11. 10. 2004.

der Verband könne gegen Sawicki nichts unternehmen – wenn überhaupt, dann nur die Firma selbst.

Und das tut sie. Die Anwälte der Firma Merck, Sharp & Dohme drohen Peter Sawicki mit einer persönlichen Schadensersatzklage. Der Konzern startet eine Kampagne, schaltet ganzseitige Anzeigen in Tageszeitungen mit dem Slogan: »Wir leben Verantwortung«, verklagt Journalisten und tut alles, um den Eindruck eines »unerwarteten« Ereignisses aufrechtzuerhalten. Es kommt zu Gesprächen zwischen Sawicki und MSD, und am 22. Oktober 2004 wird die Klagedrohung zurückgenommen.

Am 1. November 2004 fällt die gesamte Kampagne wie ein Kartenhaus in sich zusammen. Das in Washington erscheinende *Wall Street Journal* zitiert erstmals aus internen E-Mail-Korrespondenzen der Firma Merck. Diese zeigen die Pharmaindustrie von ihrer hässlichsten Seite, der Konzern ist vor aller Welt blamiert. Denn aus den internen Schreiben geht hervor, dass der Firma Merck in den USA die Risiken des Medikaments schon viel früher bekannt waren. Und sie belegen, wie gezielt der Konzern vorgegangen ist, um diese zu vertuschen. Die Firma greift zu einem beliebten Trick: Patienten mit Herz-Kreislauf-Problemen sollten von den Studienärzten aus der geplanten Studie ausgeschlossen werden, damit der Unterschied zwischen den Vioxx-Patienten und der Vergleichsgruppe »nicht auffällt«, wie eine führende Angestellte des Konzerns im Februar 1997 schreibt. Doch der Trick funktioniert nicht; obwohl die Patienten selektiert werden, fällt das erhöhte Risiko immer noch auf. Drei Jahre später werden die vorläufigen Ergebnisse der VIGOR-Studie bekannt. Der Forschungsleiter ist in heller Aufregung: Die kardiovaskulären Ereignisse (Thrombosen, Herzinfarkt, Schlaganfall) »sind eindeutig vorhanden«, schreibt er laut *Wall Street Journal*, und »wie wir befürchtet haben, sind sie durch den Wirkmechanismus bedingt«.[9] Im Jahr 2000 werden die Ergebnisse der Studie veröffentlicht – aber nicht vollständig, nicht mit allen Daten, die das erhöhte Risiko zeigen könnten.[10]

In den USA gehen Vioxx-Geschädigte längst in Sammelklagen gegen den Merck-Konzern vor. Im November 2007 richtet Merck in den USA einen Fonds ein, zahlt die stolze Summe von 4,85 Milliarden Dollar als Entschädigung allein für die US-amerikanischen Vioxx-Opfer.

Der Vioxx-Fall zeigt: Peter Sawicki hat nicht übertrieben, als er vor dem VfA sprach. Offenbar hat er die Industrie mit Recht aufgefordert, ihre Studien vollständig zu veröffentlichen und bei der Anlage der Studien nicht zu manipulieren.

Cornelia Yzer, der Hauptgeschäftsführerin des Lobbyverbands, gefällt Peter Sawickis forsches Auftreten von Anfang an nicht. Als Sawicki dann kurz vor Weihnachten 2004 beim VfA anruft und sich beschwert, der Verband rede doppelzüngig, äußere sich in Hintergrundgesprächen schlecht über ihn und das neue Institut, ist für Cornelia Yzer der Bogen überspannt. Im Januar 2005 sagt sie auf einer Vorstandssitzung, Sawicki sei ein Hardliner, mit dem man nicht kooperieren könne. Peter Sawicki gefährdet in ihren Augen als Cheflobbyistin die Gewinne der Pharma-

---

9   *Wall Street Journal* online, 1. 11. 2004.
10 Vgl. Paul Dieppe et al.: »Risk of cardiovascular events and rofecoxib: cumulative meta-analysis«, in: *Lancet* 2004 (364), S. 2010–2029.

branche, und im Juni 2005 schreibt sie einen Brief an den SPD-Staatssekretär Theo Schröder, beschwert sich in barschem Ton über Sawicki. Das IQWiG steuere »einen konfrontativen Kurs gegen die Industrie«, und sie verlangt vom Staatssekretär, er möge etwas unternehmen. Yzer hat den Kampf aufgenommen. Peter Sawicki ist da gerade mal zehn Monate im Amt.

Cornelia Yzer weiß, wie sie weiter vorgehen muss, und baut im eigenen Haus eine Art Gegeninstitut auf, richtet die neue Abteilung »Gesundheitsökonomie« (GO) ein, die Sawicki Paroli bieten und die jede Nutzenbewertung des IQWiG systematisch zerpflücken soll. Als Leiter holt sie Steffen Wahler, in Krankenkassenkreisen als »brutaler Verhandler« bekannt, ein Arzt mit einer volkswirtschaftlichen Ausbildung. Die »Anti-Sawicki-Abteilung« im VfA arbeitet schnell und effizient, hier laufen die Fäden zusammen, hier werden die nötigen Textbausteine geschrieben, zusammengestellt und an die Firmen verschickt, wenn diese nicht in der Lage zu eigenen Stellungnahmen sind. Ohne diese Zulieferungen wäre die Kritik an der Nutzenbewertung und an den Methoden des IQWiG wohl kaum so einheitlich ausgefallen. So klingen die Stellungnahmen immer ähnlich, formulieren dieselben Kritikpunkte – egal, ob es sich um das Thema Diabetes, Alzheimer oder Depression dreht: Das IQWiG versteife sich auf randomisierte, kontrollierte Studien, wähle einige Studien willkürlich aus und lasse andere weg, beuge die Wahrheit, biege so die Ergebnisse zurecht. Der Verband fordert immer wieder, dass auch Studien mit niedrigem Evidenzgrad berücksichtigt werden sollen. Und jedes Mal antwortet Sawicki mit der Frage »Warum?«. Fehlschlüsse, die sich aus solchen Untersuchungen ergeben könnten, hätten fatale Folgen. Ein Beispiel: Jahrelang wurden Frauen in den Wechseljahren Hormone verordnet. Der Berufsverband der Frauenärzte und viele Fachgesellschaften behaupteten sogar, dies diene der Verhinderung von Schlaganfällen und Herzinfarkten. Doch erst in einer großen, randomisierten, kontrollierten Studie, finanziert mit öffentlichen Geldern, zeigte sich das Gegenteil: Unter der Hormonersatztherapie erkrankten nicht nur mehr Frauen an Brustkrebs, es gab auch mehr Herzinfarkte und Schlaganfälle. Damit war klar: Vielen Frauen, die Hormone genommen hatten, war Schaden zugefügt worden, weil sich die Fachverbände mit ihren Empfehlungen und Leitlinien voreilig auf Studien niedriger Evidenz gestützt hatten, die keine zuverlässigen Schlussfolgerungen erlaubten.

Zudem nutzten der VfA und die Manager der Pharmaunternehmen ihren Draht zur Politik, um Sawicki zu diskreditieren. Fragt man im Bundesgesundheitsministerium nach, wie oft es Beschwerden über den Institutsleiter gab, winkt Frank Knieps, Abteilungsleiter unter Ulla Schmidt, ab: »oft, sehr oft« ist seine knappe Antwort. Es ging ihm auf die Nerven, immer ging es um die »Personalie Sawicki«. Sawicki sei »verbohrt«, er verbiege die Wahrheit, mache die evidenzbasierte Medizin zu einer »Ideologie«, habe die Industrie immer wieder vorgebracht. Auch beim Kanzleramt steht der VfA mit der Personalie Sawicki regelmäßig auf der Matte. Einmal, bei einem Termin mit dem damaligen Kanzleramtsminister de Maizière, da geht es fast nur um Sawicki. »Haben Sie sonst keine anderen Probleme?«, fragt de Maizière irgendwann ziemlich entnervt. Das gleiche Bild im G-BA. Doch Rainer Hess, unparteiischer Vorsitzender des Ausschusses, unterstützt Sawicki – er hält ihn bis heute für einen der fähigsten Wissenschaftler und Mediziner in Deutschland und weist die Firmen auf ihre Verantwortung hin. »Die Industrie hat es lange versäumt, Studien zu machen, die den zusätzlichen Nutzen ihrer Medikamente belegen«, sagt Hess. »Daran ist die Industrie selber schuld. Da kann doch Sawicki nichts dafür.«

Doch Sawicki hofft weiter auf eine Zusammenarbeit mit der Industrie und besucht die größten Pharmahersteller. Er will ihnen persönlich erklären, mit welchen Methoden er den »Zusatznutzen« ihrer Arzneimittel bewertet. Die Fronten sind jedoch verhärtet. Am deutlichsten wird diese Haltung in einem Interview, das Marcus Leyck Dieken, der Chef von Novo Nordisk, dem *Stern* gegeben hat, in dem er Sawicki und seine Kollegen im IQWiG als »bekannte Extremisten der Szene« und den G-BA als eine »Thermoskannen-Taschenrechner-Runde« bezeichnet, der die »deutsche Apotheke leerräumen wird, bis die Auslage aussieht wie in Bulgarien 1978«.[11]

Und der Lobbyismus trägt Früchte. 2007 verändert Ulla Schmidt das Verfahren für die Nutzenbewertung der Medikamente – genauer gesagt, sie verkompliziert die Arbeit für das IQWiG. Denn fortan muss das Institut nicht nur wie bisher eine Anhörung zum Vorbericht, sondern auch schon eine zum Berichtsplan durchführen. Und es soll alle Bewertungsverfahren neu aufrollen, die noch nicht abgeschlossen waren. Das ist ganz im Interesse der Firmen – denn jeder Tag, um den eine Nutzenbewertung verzögert wird, ist bares Geld wert. Ulla Schmidt hätte die Firmen

[11] *Stern*, 22. 6. 2006.

im Rahmen dieser Gesetzesänderung ebenso dazu verpflichten können, die Daten ihrer Studien dem IQWiG vollständig zu übermitteln − verbunden mit der Androhung von Sanktionen. Doch eine solche gesetzliche Auflage erteilt sie nicht.

2007 wird außerdem gesetzlich verankert, dass das IQWiG nun zusätzlich eine Kosten-Nutzen-Bewertung durchführen muss − das hatte der VfA im Jahr 2003 noch verhindern können.

Peter Sawicki ist nicht glücklich über diese neue Aufgabe. Er hat Sorge, dass er und das Institut dadurch als »Sparkommissare« abgestempelt werden, die Medikamente vor allem aus Kostengründen schlecht bewerten.

Die Verankerung von Kosten-Nutzen-Bewertungen wird von vielen gutgeheißen, die behaupten, eine Rationierung bei der Versorgung mit modernen Medikamenten oder neuen Behandlungen sei unumgänglich − so zum Beispiel Ärztepräsident Jörg-Dietrich Hoppe. Ein solcher Schritt würde bedeuten, dass Patienten zukünftig auf neue Medikamente oder auf innovative Behandlungen verzichten müssen, nur weil diese zu teuer sind.

Peter Sawicki ärgert sich über solche Behauptungen von Ärztepräsident Hoppe und anderen Meinungsbildnern. Ihn interessiert zuerst, was den Patienten nutzt und was nicht oder schadet. »Wenn wir alles, was keinen nachgewiesenen Zusatznutzen hat, aus der Versorgung ausschließen oder in Studien überprüfen, hätten wir kein Problem, für alle eine gute Medizin zu garantieren«, sagt er. »Etwas aus reinen Kostengründen auszuschließen − an diesem Punkt sind wir noch lange nicht angekommen.«

Auch hohe Preise für Medikamente hält Sawicki für gerechtfertigt, wenn der Nutzen entsprechend groß ist oder bei jenen, die gegen seltene Krankheiten entwickelt werden. Er glaubt an ihre Finanzierbarkeit durch das deutsche Gesundheitssystem.

Die Kosten-Nutzen-Bewertung – was damit gemeint ist, ist nicht leicht zu verstehen. Das ist der Grund, warum die Debatte bisher nur unter Experten geführt wird und wenig ins öffentliche Bewusstsein vorgedrungen ist.

Es gibt Länder wie England, die ihr Gesundheitssystem schon länger mit Kosten-Nutzen-Bewertungen steuern. In England werden medizinische Leistungen und Arzneimittel mit Hilfe so genannter QALYs bewertet, mit »qualitätskorrigierten Lebensjahren«.[12] Mit Hilfe dieser QALYs versucht das NICE, die medizinischen Vor- und Nachteile von Therapien in einer einzigen Zahl zusammenzufassen. Ein QALY entspricht einem gewonnenen Lebensjahr bei perfekter Gesundheit. Wenn in England eine Behandlung oder ein Medikament teurer ist als 30 000 Pfund pro QALY, werden die Kosten vom britischen Gesundheitssystem meist nicht übernommen.

Ausgeschlossen ist dort zum Beispiel Avastin – ein Mittel für Patienten mit Darmkrebs, die nicht mehr geheilt werden können, weil der Krebs schon gestreut hat. Studien zeigen, dass die Lebenszeit dieser Menschen durch das Medikament im Durchschnitt um etwa drei Monate verlängert wird. In Deutschland wird die Therapie, die im Durchschnitt 50 000 Euro pro Patient im Jahr kostet, selbstverständlich bezahlt, in England nicht.

[12] QALY steht für »Quality Adjusted Life Year«.

Berechnungen mit QALYs kommen den meisten Menschen befremdlich vor. Umfragen zeigen, dass in jenen Ländern, wo sie bereits Anwendung finden, immer weniger akzeptiert werden. Weil die Akzeptanz schwinde, sei das QALY-Konzept »empirisch widerlegt«, sagt Prof. Michael Schlander.[13] In Deutschland wären Kosten-Nutzen-Bewertungen dieser Art undenkbar.

Doch genau solche Bewertungen fordert plötzlich der VfA und schwenkt damit in seiner Argumentation um 180 Grad. War er 2003 noch gegen Kosten-Nutzen-Bewertung, fordert er nun Kosten-Nutzen-Bewertungen nach internationalem Standard – wobei das britische Modell als Vorbild dienen soll. Schon auf den ersten Blick erscheint die Forderung, auch in Deutschland QALYs einzuführen, abwegig. Das weiß auch Cornelia Yzer. Aber gehört das möglicherweise zum Kalkül?

Der Streit um die Kosten-Nutzen-Bewertungen wird seit 2007 erbittert geführt. Die Fronten sind klar verteilt: Sawicki versucht mit seinen Mitarbeitern im IQWiG eine Methode zur Kosten-Nutzen-Bewertung zu entwickeln, die auf das deutsche Gesundheitssystem zugeschnitten ist. Auf keinen Fall will er das Bewertungskonzept der Engländer in Deutschland einführen, sondern orientiert sich an einem Modell aus Australien. Aber das missfällt dem Lobbyverband der forschenden Pharmaindustrie. Auch renommierte deutsche Gesundheitsökonomen ziehen mit der Industrie an einem Strang und kritisieren das IQWiG heftig.

---

[13] Vgl. Schlander, Michael: »NICE ist nicht der Nabel der Welt«, in: *Der Kassenarzt* 2007 (4), S. 18 ff.

Hintergrund ist die verbreitete Annahme, dass Rationierungen im Gesundheitswesen unumgänglich seien, dass moderne Medikamente und Therapien nicht mehr für alle bezahlbar seien. Gesundheitsökonomen, die für QALYs eintreten, möchten, dass knappe Ressourcen mit maximalem Nutzen verteilt werden. Aus dem Gesamtbudget soll möglichst viel für möglichst viele herausgeholt werden. »Gesundheitsmaximierung« nennen sie das.

Der zentrale Streitpunkt zwischen dem IQWiG und seinen Kritikern ist, ob die Kosten-Nutzen-Bewertung innerhalb einer Indikation durchgeführt, also innerhalb des gleichen Krankheitsbildes verglichen wird oder ob »indikationsübergreifende« Vergleiche anzustellen sind. Das klingt kompliziert, und der Unterschied erschließt sich nicht ohne weiteres.

Wenn zum Beispiel ein neues Medikament gegen Darmkrebs auf den Markt kommt, soll es mit dem besten Mittel gegen Darmkrebs verglichen werden, das schon auf dem Markt ist. Der Preis für das neue Präparat wird also – wenn ein Zusatznutzen vorhanden ist – zu der bereits etablierten Therapie gegen Darmkrebs ins Verhältnis gesetzt. Aus diesem Verhältnis wird ein Höchstpreis abgeleitet – innerhalb der gleichen Krankheitsbilder. So die Vorstellung des IQWiG, und so steht es – wenn auch vage – im Gesetz. Ganz anders wäre es, wenn man – wie im britischen Modell der QALYs – das neue Darmkrebsmedikament mit einem neuen Medikament gegen Schlaganfälle vergleichen würde, um zu entscheiden, was bezahlt wird und was nicht.

Doch wie soll man sich überhaupt einen »indikationsübergreifenden« Vergleich vorstellen? Bleiben wir bei unserem Beispiel: Das Medikament gegen Darmkrebs ist sehr teuer, hat aber nur einen relativ geringen Nutzen, gewährt etwa drei Monate Lebensverlängerung. Das Medikament gegen Schlaganfall bietet auch nur geringe Fortschritte, ist aber längst nicht so teuer wie das Medikament gegen Darmkrebs. Das neue Mittel gegen Schlaganfall schneidet im »indikationsübergreifenden« Vergleich also besser ab als das teurere Mittel gegen Darmkrebs.

Aus Sicht der Gesundheitsmaximierer ist es logisch, das Mittel gegen Darmkrebs aus der Versorgung auszuschließen (wenn es die 30 000 Pfund pro gewonnenes Lebensjahr überschreitet) und das Präparat gegen Schlaganfälle zu bezahlen, denn mit dem vorhandenen Geld kann man mehr Menschen gegen Schlaganfall behandeln – aus dem Topf der Krankenkassen lassen sich also mehr Gesundheitsleistungen finanzieren. Ihre Verfechter halten diese Methode der Gesundheitsmaximierung für transparent und gerecht – ihr wird die höchste gerechtigkeitstheoretische Maxime zugesprochen. Denn für die Gesellschaft wird die Zahl der Lebensjahre, die durch die Behandlung gewonnen werden, maximiert.[14] »Diese Methode bringt Transparenz und führt zu rationalen Entscheidungen«, sagt Prof. Friedrich Breyer. »Wenn man das als unethisch abtut, vergibt man sich die Möglichkeit zu einer gerechten Ver-

---

[14] »A Qaly is a Qaly – regardless of who gains or loses it«, zitiert nach: Schlander, Michael: »Kosteneffektivität und Ressourcenallokation: Gibt es einen normativen Anspruch der Gesundheitsökonomie?«, in: Kick, Hermes; Taupitz, Jochen (Hg.): *Gesundheitswesen zwischen Wirtschaftlichkeit und Menschlichkeit.* Münster 2005, S. 216.

sorgung.« So sei für jeden nachvollziehbar, wie das Geld verteilt wird.[15]

Das mag gerecht klingen, wenn man in den Kategorien von Gesundheitsmaximierung denkt – aber für den Einzelnen kann das zutiefst ungerecht sein. Denn die QALYs diskriminieren viele Gruppen. Ältere Patienten zum Beispiel. Sie würden gegenüber jüngeren damit zwangsläufig benachteiligt, weil sie eine geringere Restlebenszeit haben. Das gilt ebenso für chronisch Kranke oder für Behinderte – sie können »objektiv« nie eine Lebensqualität wie Gesunde vorweisen und könnten somit durch Medikation oder Behandlungen auch nie ein zusätzliches Lebensjahr in »bester Gesundheit« gewinnen.

Peter Sawicki vertritt den Standpunkt, dass solche »indikationsübergreifenden« Vergleiche durch das Sozialgesetzbuch nicht gedeckt seien. Der frühere SPD-Staatssekretär Schröder gibt ihm recht: »QALYs sind mit den deutschen Gesetzen nicht vereinbar.«

Die Mittel, die für ein gewonnenes Lebensjahr bewilligt werden würden, lägen hierzulande höher als in England, zwischen 50 000 und 100 000 Euro, versprechen die deutschen Gesundheitsökonomen. Organisiert sind viele in der Deutschen Gesellschaft für Gesundheitsökonomie, Prof. Matthias Graf von der Schulenburg ist der Gründungsvorsitzende. Schulenburg plädiert vehement für den QALY-Ansatz. In dem Buch *Gesundheitsökonomische Evaluationen*, das er mit herausgegeben hat, wird deutlich, was das QALY-Konzept, zu Ende gedacht, bedeuten kann: »Bei

---

[15] Zitiert nach: Klare, Jörn: *Was bin ich wert? Eine Preisermittlung.* Berlin 2010, S. 216.

strenger Anwendung der Maßstäbe für eine effiziente Allokation müssen arbeitende Personen umso mehr bevorzugt werden, je höher ihr Einkommen ist«, schreibt der Gesundheitsökonom Prof. Wolfgang Greiner.[16]

Graf von der Schulenburg selbst profiliert sich mit zwei Auftragsgutachten für den VfA, in denen er eine »Blaupause« für eine Kosten-Nutzen-Bewertung nach britischem Vorbild entwickelt. Doch von der Schulenburg hat auch eigene Interessen. Er ist Professor an der Universität Hannover und Miteigentümer einer Gesellschaft mit dem Namen Herescon. Die Firmenadresse ist auch die Privatadresse von Graf von der Schulenburg, die Mehrheit der Anteile hält nicht er, sondern seine Frau Ines. Hervorgegangen ist Herescon aus der »Schulenburg, Greiner & Partner GbR«, doch vielleicht war die Verbindung mit dem Grafen da zu offensichtlich. Die Auftragsgutachten für die VfA wurden jedenfalls über diese privaten Firmen abgerechnet.

QALYs sind womöglich aus Sicht der Industrie kalkulierbarer, sie weiß, wie das britische Schwesterinstitut NICE modelliert und welche Annahmen in die Berechnung einfließen. Aber im Grunde handelt es sich bei der Forderung nach QALYs um eine gezielte Verzögerungsstrategie. Herbert Rebscher, Vorsitzender der DAK-Krankenkasse, bringt es auf den Punkt: »Die Industrie besteht auf die britischen QALYs, weil sie weiß, man würde fünf Jahre diskutieren, ein Sturm der Entrüstung würde durch Deutsch-

[16] Greiner, Wolfgang: »Die Berechnung von Kosten und Nutzen«, in: Schöffski/v. d. Schulenburg: *Gesundheitsökonomische Evaluationen.* Berlin 2008, S. 49–62.

land fegen und nach fünf Jahren würde man alles verwerfen und sagen, das wollen wir nicht.«

Doch Peter Sawicki gerät immer mehr unter Druck, weil er an der Auffassung festhält, das IQWiG dürfe das britische Modell nicht einfach so übernehmen. Er selbst hält das QALY-Konzept für unethisch, »weil es zutiefst ungerecht ist, im Zweifelsfall das Recht des Einzelnen auf Behandlung übergeht und sowieso auf deutsche Verhältnisse nicht übertragbar ist«. Zudem könne uns keine Bewertung eine Antwort auf die Frage geben, ob Krebs schlimmer ist als ein Schlaganfall. Genau diese Vergleichbarkeit werde aber mit dem Konzept der QALYs suggeriert. Peter Sawicki hält es auch für undemokratisch, wenn ein Institut oder deutsche Gesundheitsökonomen eine solch weitreichende Entscheidung treffen würden – weitgehend unbemerkt von der Öffentlichkeit. »Das ist keine Frage, die von Experten entschieden werden sollte«, fasst Sawicki die Position des IQWiG zusammen. »Dazu braucht es eine breite und offene gesellschaftliche Diskussion.« Unterstützt wird Peter Sawicki von der Prof. Weyma Lübbe, Mitglied des Deutschen Ethikrats. Sie sagt, sie sei dem IQWiG und Peter Sawicki dankbar, dass er das QALY-Konzept nicht still und heimlich übernommen hat. »Das QALY-Konzept hat vor allem gerechtigkeitsethische Schwächen«, sagt sie. »Ihre Diskussion ist keine interne Angelegenheit von Experten für Kosten-Nutzen-Bewertung. Ich kann nicht erkennen, dass das IQWiG irgendwelche Pflichten oder Aufgaben vernachlässigt, indem es sich nicht auf das QALY-Konzept einlässt.« Und sie fügt hinzu: »Gerechtigkeit ist keine Maximierungsaufgabe.«[17]

Der Gesetzestext dazu ließe auch andere Interpretationen zu. Laut Sozialgesetzbuch bestimmt das Institut seine Methoden und Bewertungskriterien selbst. Grundlage dafür sollen aber laut Paragraph 35 »die in den jeweiligen Fachkreisen anerkannten internationalen Standards der evidenzbasierten Medizin und der Gesundheitsökonomie sein«. Auf die Formulierung »internationaler Standard« stürzt sich nun der VfA und strickt daraus eine Kampagne gegen Sawicki und das IQWiG.

Der Verband wirft dem IQWiG vor, dass die Kosten-Nutzen-Bewertung, die das Institut entwickelt, nicht den internationalen Standards entspreche. Die Idee, eine solche Behauptung in die Welt zu setzen, stammt vom Lobbyverband der Industrie, vom VfA. Bis heute wundern sich Insider, wie schnell und ungeprüft diese Aussage von Medien, Gesundheitsökonomen und Politikern aufgegriffen und verbreitet wurde, obwohl diese Behauptung Unsinn ist. Denn einen internationalen Standard gibt es nicht. Ein weltweit anerkannter Fachmann für Nutzenbewertungen, der Wissenschaftler Jos Kleijnen von der Universität York, der für Institutionen wie das IQWiG, aber auch für die Industrie arbeitet, sieht das genauso: »Die britische Methode als internationalen Standard einzustufen ist schon sehr gewagt – NICE ist nicht der Nabel der Welt«, sagt Kleijnen. Und er fügt hinzu: »Die Gesundheitssysteme sind unterschiedlich, was bedeutet, dass die gesundheitsökonomischen Analysen an das jeweilige System angepasst werden müssen.«

[17] Lübbe, Weyma: »Lebenswert und Lebensrecht« Eröffenungsvortrag auf der Tagung »Welches Leben ist mehr wert«. Ausgerichtet von der Akademie für Palliativmedizin und Hospizarbeit, Dresden 2009.

Dass die deutschen Gesundheitsökonomen mit der Industrie am selben Strang ziehen, hängt stark mit der Rolle von Matthias von der Schulenburg zusammen, der eng mit dem VfA zusammenarbeitet. Er erstellt Gutachten im Auftrag des VfA, in denen er darlegt, wie das britische Modell auf Deutschland übertragen werden könnte. Das erste Gutachten stammt vom März 2007, drei Tage bevor das Gesetz in Kraft tritt, und soll Sawicki von Beginn an in die Defensive drängen. Das zweite wird Mitte März 2010 veröffentlicht. An dem Gutachten beteiligt ist auch der Bielefelder Gesundheitsökonom Prof. Wolfgang Greiner, der am 14. Juli 2010 von Bundesgesundheitsminister Philipp Rösler in den Sachverständigenrat für das Gesundheitswesen berufen worden ist. In den Gutachten liefern die Autoren weiteren Stoff für das Mantra des Verbands: Der Ansatz des Instituts entspreche nicht den internationalen Standards, anders als – trotz unbestrittener Probleme – das britische QALY-System.[18] Auch Prof. Greiner ist gemeinsam mit seiner Frau an der Firma Herescon beteiligt.

Peter Sawicki hat für die Entwicklung der Methode ein Gremium berufen, in dem Gesundheitsökonomen aus aller Welt sitzen – aber keiner aus Deutschland. Wahrscheinlich wäre es klüger gewesen, auch die deutschen Gesundheitsökonomen von Anfang an zu beteiligen. Nicht am internationalen Gremium, aber später wird von der Schulenburg über den Wissenschaftlichen Beirat an den Beratungen beteiligt sein. Am 27. Oktober 2008 bekommt SPD-Staatssekretär Schröder einen Brief des Grafen von der Schulen-

---

[18] Vgl. *Ärzte Zeitung*, 17. 2. 2010.

burg. Der schreibt dem Staatssekretär, das IQWiG habe eine Arbeitsgruppe »Methodik der Bewertung von Kosten-Nutzen-Verhältnissen« gebildet und den Verein für Social-politik, das Gremium, in dem Gesundheitsökonomen auch organisiert sind, gebeten, einen Fachökonomen in die Arbeitsgruppe zu entsenden, und er, von der Schulenburg, sei von seinen Kollegen benannt worden. Aber, so beschwert sich von der Schulenburg, als Erstes seien ihm vom IQWiG zwei Formulare zu seinen Interessenskonflikten zugesandt worden: Er solle angeben, für wen er tätig war – was von der Schulenburg als Anmaßung empfindet. »Eine Nennung aller Tätigkeiten im Gesundheitswesen in den letzten drei Jahren mit Angabe von Honoraren würde mich und meinen Steuerberater unverhältnismäßig lange beschäftigen.« Unter diesen Umständen sei es wohl schwer, »ausgewiesene Fachleute« zu finden. Er kommt schließlich doch zur Sitzung der Arbeitsgruppe beim IQWiG.

Mit Hilfe der Gutachten und der Empörung der deutschen Gesundheitsökonomen gelingt es der Industrie, Stimmung gegen das Institut zu machen. Peter Sawicki wird vorgehalten, er würde missliebige Meinungen ausgrenzen. Die Industrievertreter mobilisieren mit solchen Argumenten die Bundestagsabgeordneten von CDU und FDP, sprechen im Kanzleramt und bei den Wirtschaftsministern der Länder vor. Und tatsächlich gelingt dem Verband der forschenden Arzneimittelhersteller ein Coup.

Am 19. Juni 2009 befassen sich die Wirtschaftsminister der Länder mit der Kosten-Nutzen-Bewertung des IQWiG. Sie tagen zu diesem Zeitpunkt in Potsdam. Und unter dem Tagesordnungspunkt fünf geht es um »die Kosten-Nutzen-Bewertung von Arzneimitteln und die Auswirkungen auf den Pharmastandort Deutschland«. Zur Abstimmung steht ein ausführliches Papier, das die Methoden des IQWiG heftig kritisiert. »Die Wirtschaftsministerkonferenz sieht mit Sorge, dass das bisherige Vorgehen des IQWiG zu erheblicher Verunsicherung in der pharmazeutischen Industrie geführt hat«, heißt es in der Präambel. Außerdem entspreche die vom IQWiG entwickelte Methodik nicht den gesetzlichen Anforderungen. Das IQWiG werde damit »weder dem Ziel einer effizienten Versorgung der Patienten mit Arzneimitteln gerecht, noch ist sie volkswirtschaftlich hinnehmbar«.

Das Papier wird von der Konferenz abgesegnet.

Dem Beschluss sind Monate der Abstimmung zwischen den Ministerien der Länder und dem Verband der forschenden Arzneimittelhersteller vorausgegangen. Peter Sawicki weiß davon nichts. Bereits im Oktober 2008 schickt die zuständige Mitarbeiterin der Senatsverwaltung für Wirtschaft in Berlin eine E-Mail an den VfA. Sie bedankt sich darin höflich für die Unterlagen zur Kosten-Nutzen-Bewertung des IQWiG. Sie habe nun einen Beschlussvorschlag geschrieben, den sie gern dem Berliner Wirtschaftssenator Wolff vorlegen würde, schreibt sie. Sie bittet auch den Verband zu überprüfen, ob sie alles »sachgerecht dargestellt« habe.

Am 5. März 2009 verfassen Mitarbeiter des Pharmaverbands ein Papier mit der Überschrift »Kosten-Nutzen-Bewertung und die Auswirkungen auf den Pharmastandort Deutschland«. Darin finden sich die bekannten Argumente: Die Methode des IQWiG sei mit den tatsächlichen Vorgaben des Gesetzgebers nicht vereinbar, es mangele an Transparenz und Berechenbarkeit, durch eine Kosten-

Nutzen-Bewertung ohne die Beteiligung national und internationalanerkannter Sachverständiger würden künftig »Neuinvestitionen an Deutschland vorbeigehen«.

Der Entwurf des VfA landet wiederum auf dem Tisch der beiden zuständigen Referenten der Senatsverwaltung für Wirtschaft in Berlin. Sie erweitern die Vorlage des VfA, verändern Formulierungen und fügen Sätze hinzu, an der Grundaussage verändern sie nichts.

Ein Beispiel: »Ein Gutachten des Hamburgischen Welt-WirtschaftsInstituts (HWWI) hat erst 2008 festgestellt, dass der Pharmastandort Deutschland zwar objektiv viele Stärken hat, dass Deutschland aber vor allem von ausländischen Investitionsverantwortlichen als pharma- und innovationsfeindlich wahrgenommen wird«, schreiben die Mitarbeiter des VfA in ihrer Vorlage. Nach der Korrektur der Referenten der Senatsverwaltung am 16. März 2009 liest sich der Satz so: »Zwar bestätigen aktuelle Gutachten nach wie vor die vielen objektiven Stärken des Pharmastandorts Deutschland (vgl. Bräuninger, Straubhaar et al., 2008). Dennoch wird Deutschland von inländischen, vor allem aber auch von ausländischen Investitionsverantwortlichen wegen ständig wechselnder und vor allem intransparenter Regelungen als zunehmend innovationsfeindlich wahrgenommen.« Die Senatsmitarbeiter stört es offenbar nicht, dass das Gutachten von Bräuninger und Straubhaar, auf das sie sich beziehen, im Auftrag des VfA erstellt wurde.

Weiter schreibt der VfA: Die Kosten-Nutzen-Bewertung des IQWiG »würde diese Wahrnehmung verstärken und dazu führen, dass Neuinvestitionen an Deutschland vorbeigehen« (Bräuninger, Straubhaar et al., 2008). Nachdem der Mitarbeiter der Senatsverwaltung den Text bearbeitet hat, heißt es: »Folge dieser Entwicklung könnte sein, dass die Investitionsentscheidungen großer, international verflochtener Pharmaunternehmen ebenso wie die kleiner und mittelständischer Pharmaunternehmen zukünftig verstärkt an Deutschland vorbeigehen.«

So entsteht die Beschlussvorlage für die Konferenz der Wirtschaftsminister.

Am 19. Juni 2009 beschließt die Ministerrunde, dass das IQWiG mit seiner Methodik dem Standort Deutschland schade. Cornelia Yzer ist es gelungen, die Kritik des VfA an der Kosten-Nutzen-Bewertung mit der Standortfrage zu verknüpfen und das Thema auf die politische Agenda zu hieven. Die Freude ist groß über die Schützenhilfe aus der Politik, an der man selber kräftig mitgewirkt hat. »Der VfA begrüßt den Beschluss der Wirtschaftsministerkonferenz als wichtiges wirtschaftspolitisches Signal zur Stärkung des Pharmastandorts Deutschland«, heißt es in einem Rundschreiben an die Pharmafirmen.

Bundesgesundheitsminister Philipp Rösler war im Juni 2009 noch Wirtschaftsminister des Landes Niedersachsen. Als Wirtschaftsminister hat er an den künftigen Vorgaben einer Kosten-Nutzen-Bewertung durch das IQWiG mitgewirkt, hat mit beschlossen, dass Standortinteressen für die Kosten-Nutzen-Bewertung von Medikamenten herangezogen werden: »Hierzu zählen unter anderem ... die Wettbewerbsfähigkeit, insbesondere der heimischen pharmazeutischen Unternehmen.« Selbst Rösler und sein Staatssekretär Stefan Kapferer haben offenbar nie gefragt, wie dieser Beschluss zustande gekommen ist, und gefordert, auch das IQWiG und Sawicki vor der Beschlussfassung anzuhören.

Peter Sawicki erfährt von alldem aus der Zeitung. Er beschwert sich, telefoniert mit dem zuständigen Senator – mit Harald Wolff von den LINKEN. Er fragt, warum er nie die Gelegenheit hatte, die vom IQWiG entwickelte Methode zu erläutern. Es kommt zu einem Gespräch mit den Referenten – doch der Beschluss ist längst in der Welt. Das Gespräch mit Sawicki haben sich die Referenten aber nicht allein zugetraut, sie haben den Gesundheitsökonomen Graf von der Schulenburg dazugeholt und den Berliner Rechtsanwalt Dierks – die vom VfA beauftragten Gutachter.

Auch Rainer Hess, der unabhängige Vorsitzende des G-BA, weiß nichts Genaues über den Entstehungsprozess des Papiers. »Eins ist klar«, sagt er später, »die Lobbyarbeit hat sich ausgewirkt, denn sonst wäre diese politische Diskussion um das Institut mit der Kombination Standortfrage ja nie entstanden.« Und auch er ärgert sich, dass die Politik so blind dem Ansatz des VfA gefolgt ist. »Nur weil ein Standort angeblich gefährdet ist, kann ich doch nicht sagen, dieses Präparat bleibt am Markt. Ein anderes Präparat, wo diese Standortgefährdung nicht geltend gemacht wird, wird vom Markt ausgeschlossen, das ist Unsinn und wäre sogar rechtswidrig.«

Und der Beschluss der Wirtschaftsminister hat weitreichende Folgen, auch für die Personalie Sawicki. Die Bundestagsabgeordneten der CDU aus dem Gesundheitsausschuss fühlen sich bestätigt in ihrer Kritik an dem Institutsleiter, arbeiten an einem Papier, das sie nach der Bundestagswahl veröffentlichen und in dem sie die Ablösung von Peter Sawicki und die Neuausrichtung des Instituts fordern. Es sind immer dieselben Kritikpunkte, dieselben

Argumente, fast wortgleich dieselben Formulierungen, die die Abgeordneten verwenden.

Inzwischen hat US-Präsident Barack Obama ein Institut gegründet, das ähnlich wie das IQWiG den Nutzen von Medikamenten bewerten soll. Das Institut ist mit einem Etat von 1,1 Milliarden Dollar ausgestattet – eine Summe, von der das IQWiG nur träumen kann. Kosten-Nutzen-Bewertungen, die sich am QALY-Konzept orientieren, hat der US-amerikanische Gesetzgeber ausdrücklich verboten. Das Gesetz ist seit März 2010 in Kraft. »Vielleicht habe ich mit der Vorstellung unserer Methodik zur Kosten-Nutzen-Bewertung und meinen Vorträgen in den USA, auch vor den Ausschüssen des Senats, dazu beigetragen, dies würde mich freuen«, sagt Sawicki heute.

Die Machtprobe: Kampf ums Kunstinsulin

Es ist Mittwoch, 19. Mai 2010, es nieselt etwas. In der Reinhardtstraße, wenige Meter vom Bundesgesundheitsministerium entfernt, sammeln sich Kinder, Jugendliche, Eltern und Funktionäre des Diabetikerbundes zu einem kleinen Demonstrationszug, der sich gleich in Bewegung setzen wird. »Charlotte, kommt jetzt, leg dich hin!«, ruft eine Mutter. Charlotte, vielleicht zehn Jahre alt, kommt und legt sich hin – auf eine Trage, die mitten auf dem Gehweg steht. Neben ihr stellen sich zwei Kinder auf, halten kleine Schilder hoch. »Heute« steht in großen roten Buchstaben auf dem einen Schild, »Morgen?« auf dem anderen. Es geht los. Charlotte wird bis vor das Gesundheitsministerium getragen. Das Kind auf der Trage ist ein Symbol: Ein Kind, das aufgrund von Unterzuckerung in Ohnmacht gefallen ist. Eine Ohnmacht, die für Diabetiker lebensgefährlich ist. Seine Botschaft lautet: Genau das droht Kindern und Jugendlichen, denn der G-BA hat beschlossen, dass die Insulinanaloga nicht mehr verordnet werden dürfen, solange sie teurer sind als das Humaninsulin.

Die Demonstration führt Prof. Thomas Danne an. Ein Mann mittleren Alters, schlank, dunkler Anzug, schwarzgrün gestreifte Krawatte, in der Hand ein Mikrofon. Er ist Chefarzt am Kinderkrankenhaus in Hannover. Aus Hannover kommen auch die meisten Eltern mit ihren Kindern.

Der Demonstrationszug ist nicht sonderlich lang. Zehn Minuten, bis man sich vor dem Ministerium aufstellt. »Danke für eure großartige Unterstützung, danke, dass ihr so zahlreich gekommen seid«, ruft Prof. Danne. »Ich habe schon das Signal bekommen, dass auch Minister Rösler auf der Seite der Kinder- und jugendlichen Diabetiker ist, und dass Kunstinsuline weiter von den Krankenkassen erstattet werden.« Großer Applaus. Die Eltern sind erleichtert. Charlotte darf von der Trage aufstehen. Die Transparente werden eingerollt.

Aufgrund eines Gutachtens hatte der G-BA inzwischen zum zweiten Mal beschlossen, dass die kurzwirksamen Kunstinsuline für Typ-1-Diabetiker nicht mehr zum vollen Preis erstattet werden. Entweder müsste der Hersteller seinen Preis senken, was jedoch unsicher ist, oder die Eltern wären gezwungen, die Mehrkosten aus eigener Tasche zu zahlen. Als Alternative wird ihnen Humaninsulin angeboten. Doch die Demonstranten glauben, dass ihren Kindern dadurch unzumutbare Einschränkungen im alltäglichen Leben auferlegt werden.

Das Gutachten wurde vom IQWiG erstellt. Das Ergebnis ist eindeutig: Die kurzwirksamen Analoginsuline bieten gegenüber dem Humaninsulin keine Vorteile, auch für Kinder und Jugendliche nicht: Sie führen nicht zu weniger Unterzuckerungen, führen auch zu keinem besseren Blutzuckerwert. Sie sind nur dreißig Prozent teurer.

Wenige Tage vor der Demonstration im Mai 2010 hatte der Kinderdiabetologe Thomas Danne im *Report Mainz* schwere Vorwürfe gegen das IQWiG und Peter Sawicki erhoben: Das IQWiG gefährde die Gesundheit diabeteskranker Kinder, sei verantwortlich für spätere Blindheit,

Nierenversagen oder vorzeitigen Schlaganfall. »Wenn ich also nun befürchten muss, dass diese Therapeutika für viele Kinder vielleicht unerschwinglich sind, habe ich nur noch Angst.«[19] Peter Sawicki, der auch zu Wort kommt, wird in der Sendung als Sparkommissar der Krankenkassen dargestellt. Doch dem Institut geht es nicht ums Sparen – in diesem Fall würden sich die Mehrkosten für die Gruppe der Kinder und Jugendlichen nur auf ein paar Millionen belaufen, also keine größere Belastung der Krankenkassen darstellen –, Sawicki geht es um eine rationalere, auf wissenschaftliche Grundlagen gestützte Therapie.

Eine solche Demonstration hat es 2008 schon einmal gegeben. Damals hatte der G-BA als Reaktion auf das Gutachten des IQWiG die kurzwirksamen Analoginsuline für Typ-1-Diabetiker aus der Erstattungspflicht der Kassen ausgeschlossen. 2008 stand SPD-Gesundheitsministerin Ulla Schmidt oben am Fenster. Ulla Schmidt reagierte emotional und sagte nur: »Eine Demonstration mit Kindern vor dem Ministerium, das hält kein Gesundheitsminister durch.« Die Fachabteilung hatte ihr zwar dargelegt, dass das Gutachten des IQWiG völlig in Ordnung sei – aber Ulla Schmidt hat gegen den Beschluss des G-BA ein Veto eingelegt und ließ über ihre Beamten verfügen, dass kurzwirksame Kunstinsuline für Patienten bis zum 18. Lebensjahr weiterhin von der Kasse erstattet werden. Zudem gab sie die Cause an den G-BA zurück. Der wiederum hatte das IQWiG mit der Überprüfung des Gutachtens beauftragt – doch auch die Überprüfung führte zu keinem anderen Ergebnis.

[19] Thomas Danne in *Report Mainz*, 10. 5. 2010.

Die Betroffenen – auch die, die im Frühjahr 2008 und 2010 auf die Straße gehen – wissen es oft nicht besser. Sie lernen in Schulungen, wie sie mit ihrer Krankheit am besten umzugehen haben, wann sie essen können und wann sie Insulin spritzen müssen, wie und wann sie ihren Blutzucker messen sollen. Bei vielen solcher Schulungen stehen die Kunstinsuline im Vordergrund. Sie werden den jungen Patienten empfohlen als die Arzneimittel, mit denen sie ein normales und flexibles Leben führen können – wie andere Kinder und Jugendliche auch. »Analoginsulin spritze ich kurz vor dem Essen, ich muss keine Wartezeiten mehr einhalten wie mit dem Humaninsulin, ich könnte auch gleich nach dem Essen spritzen, wenn ich weiß, wie viel ich gegessen habe«, erklärt Jasmin auf der Demonstration vor dem Ministerium. »Früher, mit dem Humaninsulin, da musste ich nach der Spritze mit dem Essen zwanzig Minuten warten, den ›Spritz-Ess-Abstand‹ beachten und dann genau so viel essen, wie ich Insulin gespritzt hatte, auch wenn ich keinen Hunger mehr hatte«, sagt sie. Jasmin, die jetzt studieren will und die, seitdem sie zwölf ist, an Diabetes leidet, sagt, sie kann sich das Leben ohne diese neuen Mittel nicht mehr vorstellen, sie könnte die teureren Insulinanaloga aber nicht selbst bezahlen. »Es wird einem so viel Lebensqualität genommen, wenn diese Arzneimittel nicht mehr zum vollen Preis erstattet werden und die Hersteller den Preis nicht senken.« Sie ist mit ihrer Großmutter von Hannover nach Berlin gekommen – auch die Großmutter will nur das Beste für die Enkelin, vor allem, dass sie leben kann wie eine normale, gesunde junge Frau.

Wenn es stimmte, was Jasmin erzählt, wäre der Protest der Kinder und ihrer Eltern allzu berechtigt, die Empörung nachvollziehbar. Ein normales Leben – das ginge dann nur mit Analoginsulin, und genau das hat Jasmin in den Schulungen für Diabetiker so gelernt. »Da vorne ist meine Diabetes-Beraterin«, sagt Jasmin, »sie arbeitet in der Klinik von Prof. Danne. Von ihr bin ich geschult worden.«

Thomas Danne hat zahlreiche Studien zum Thema Diabetes bei Kindern und Jugendlichen publiziert, alle gesponsert von den Firmen, die die Analoginsuline herstellen und vermarkten: Sanofi-Aventis, Novo Nordisk, Lilly Deutschland. Er tritt auf Symposien der Hersteller als Redner auf und erhält Forschungsgelder und Beraterhonorare. Dennoch fühlt er sich als unabhängiger Arzt und Wissenschaftler. Viele Ärzte glauben, dass finanzielle Zuwendungen von Firmen ihre Aussagen und ihr Verordnungsverhalten nicht lenken. In mehreren Studien wurde genau dies widerlegt.[20] Aber vielleicht ist Thomas Danne eine Ausnahme.

Anders als die Betroffenen auf der Straße kennt Thomas Danne die wissenschaftliche Diskussion. Er dürfte wissen, dass viele Diabetologen schon lange sagen, der so genannte Spritz-Ess-Abstand gehöre »in die Mottenkiste der Geschichte« – so etwa die Grazer Prof. Andrea Siebehofer. »Man weiß aus doppelblind durchgeführten Studien, dass, wenn in beiden Gruppen kein Spritz-Ess-Abstand eingehalten wird, das Ergebnis genau gleich ausfällt: keine Verbesserung der Blutzuckerwerte und keine Änderung der Unterzuckerungsrate.« – »Der angeblich feste

---

[20] Vgl. Klemperer, David: »Interessenskonflikte: Gefahr für das ärztliche Urteilsvermögen«, in: *Deutsches Ärzteblatt* 2008 (40). S. 2098 ff.

Spritz-Ess-Abstand bei der Verwendung des Humaninsulins ist wohl das wichtigste Werbeargument für die Insulinanaloga«, sagt auch Peter Sawicki. »Tatsächlich gibt es aber für diese Vorgaben der Ärzte keine solide wissenschaftliche Begründung.«

Seit über zehn Jahren weisen unabhängige Studien darauf hin, dass man bei Humaninsulin ebenfalls keine Wartefrist vor dem Essen einhalten muss. So hat etwa der britische Diabetologe und Herausgeber der renommierten Zeitschrift *Diabetologia*, Edwin Gale, 2000 eine entsprechende Studie vorgelegt: randomisiert und verblindet.[21] Die Patienten wussten nicht, ob sie Analoginsulin oder Humaninsulin nehmen. In beiden Gruppen wurde kein Spritz-Ess-Abstand eingehalten, es wurde entweder kurz vor oder kurz nach dem Essen Insulin gespritzt. Die Ergebnisse waren in beiden Gruppen gleich: der Blutzuckerwert, die Unterzuckerungen und auch die Zufriedenheit mit der Therapie.

Peter Sawicki erhält in diesen Tagen viele Briefe von Jugendlichen oder besorgten Eltern. »Nach der Feststellung meiner Diabetes spritzte ich mir Humaninsulin«, schreibt ihm eine 13-Jährige in großer Kinderschrift. »Schon nach drei Monaten wechselte ich auf Analoginsulin, da dieses Insulin flexibler ist.« Das Mädchen berichtet ausführlich, welche Vorschriften ihr der Arzt gemacht hat. »Je nach Blutzuckerwert musste ich eine Viertelstunde bis halbe Stunde warten, bis ich mit dem Essen beginnen konnte.

---

[21] Gale, Edwin: »A randomized, controlled trial comparing insulin lispro with human soluble insulin in patients with Type 1 diabetes on intensified insulin therapy«, in: *Diabetic Medicine* 2000 (17), S. 209–214.

Außerdem musste ich bei den Hauptmahlzeiten schon wissen, wie viele Broteinheiten ich am Nachmittag, also nach circa drei Stunden, essen möchte. [...] Ich musste oft einen Snack essen, obwohl ich keinen Hunger hatte.« Sie fühlte sich häufig ausgeschlossen, schreibt das Mädchen. »Wenn ich unterwegs war und etwas in einem Restaurant essen wollte, musste ich eine halbe Stunde warten. Dadurch konnte ich nicht mit meinen Freunden oder meiner Familie essen. Es war immer umständlich.«

Sawicki beantwortet jeden dieser Briefe und manchmal ruft er die Eltern auch an. »Das Problem ist, dass einige Ärzte in Deutschland Patienten mit Typ-1-Diabetes und auch Kindern das Einhalten eines so genannten Spritz-Ess-Abstands vorschreiben«, schreibt Sawicki an die 13-Jährige. »Dies ist nicht richtig. Aufgrund von mehreren wissenschaftlichen Untersuchungen ist es bei Humaninsulin nicht erforderlich, einen festen Spritz-Ess-Abstand einzuhalten bzw. gezwungenermaßen Zwischenmahlzeiten einzunehmen.«

Fakt ist, dass die Zulassungsbehörde, das Bundesinstitut für Arzneimittel und Medizinprodukte in Bonn, in ihren Fachinformationen für die Ärzte keinen festen Spritz-Ess-Abstand von zwanzig oder dreißig Minuten vorschreibt. In diesen Anleitungen, die für Dosierung und Art der Anwendung von Arzneimitteln den Ärzten als Orientierung dienen, heißt es nur, dass das Humaninsulin im Verlauf von 15 Minuten gespritzt werden soll – das bedeutet, der Spritz-Ess-Abstand kann null Minuten oder 15 Minuten betragen, je nachdem, was bei der Blutzuckermessung herauskommt, die jeder Diabetiker vor dem Essen vornimmt.

Es gibt Schulungsprogramme, entwickelt von Peter Sawicki und seinen Kollegen, die Patienten einen anderen

Umgang mit ihrer Krankheit beibringen. Bettina Berger, Diabetikerin von früher Kindheit an, hat an solchen Schulungen teilgenommen. Sie führt auch mit dem herkömmlichen Humaninsulin ein modernes, flexibles Leben. In diesen Diabetikerschulungen hat sie gelernt, was angeblich nicht geht: Sie spritzt und isst, ohne Wartezeit dazwischen. »Ich brauche keinen Spritz-Ess-Abstand einzuhalten, das mache ich seit Jahren nicht mehr. Und deswegen verstehe ich überhaupt nicht, was an den Analoginsulinen so viel besser sein soll.«

Wie kommt es, dass die Behandlungen der Ärzte so auseinanderklaffen?

1922 erhielt der erste Mensch eine Spritze mit Insulin. Sie rettete dem 14-jährigen Jungen das Leben. Das Insulin stammte von Rindern. Seitdem überleben Menschen mit dieser Stoffwechselstörung, deren Körper kein eigenes Insulin (mehr) produziert oder das körpereigene Insulin nicht mehr richtig einsetzt. Der Mensch braucht Insulin, damit er die Nahrung verwerten kann. Ohne Insulin können viele Organe nicht genug Zucker aufnehmen, er sammelt sich im Blut an und wird sogar im Urin ausgeschieden. Vor der Spritze mit dem Rinderinsulin verlief diese Krankheit tödlich.

Bis Mitte der 1980er Jahre stammt Insulin von Schweinen und Rindern. Dann löst gentechnisch hergestelltes Humaninsulin die Tierprodukte ab. »Humaner geht's nicht«, warben damals die Firmen für das Humaninsulin. Fünfzehn Jahre später bringt die Pharmaindustrie die so genannten schnell- oder kurzwirksamen Insulinanaloga oder Kunstinsuline auf den Markt: Lispro und Aspart. Diese Kunstinsuline sind gentechnisch verändert und unterscheiden sich vom menschlichen Insulin stärker als vorher das Insulin von Rindern oder Schweinen. 2000 folgt das langwirksame Kunstinsulin Lantus von Sanofi-Aventis und erobert in wenigen Monaten einen Marktanteil von zwanzig Prozent. Und dies, obwohl die Insulinanaloga dreißig bis sechzig Prozent teurer sind als das Humaninsulin.

Die Firmen versprechen ein flexibleres und normales Leben, weniger Unterzuckerungen, weniger Folgeerkrankungen, und sie belegen ihre Argumente mit Kurven aus ihren Laboren, die genau zeigen, wie lange es dauert, bis die Insuline im Blut ankommen: Die kurzwirksamen Kunstinsuline Lispro und Aspart wirken schneller und kürzer als das Humaninsulin: Die Kunstinsuline sind schon fünf bis zehn Minuten nach der Injektion im Blut messbar und der Blutzuckerwert sinkt schneller wieder ab als beim Humaninsulin. Mit diesem unterschiedlichen Wirkprofil begründen die Hersteller, warum man nach dem Spritzen von Kunstinsulin sofort essen kann.

Das klingt im ersten Moment logisch, und die Ärzte verordnen seitdem häufiger die neuen Kunstinsuline. Ein Riesenmarkt für die Firmen in Deutschland, aber auch weltweit. Innerhalb kürzester Zeit verdrängen die Kunstinsuline das Humaninsulin. »Schneller ist besser« lautet ein bekannter Werbeslogan. »Das Risiko der Unterzuckerung kann reduziert werden«, lobt Hans-Joachim Weber, vormaliger Medizinischer Direktor von Lilly Deutschland, die angeblichen Vorteile. »Das ist ein Fortschritt, an dem die Patienten teilhaben sollten.«

Und die Deutsche Diabetes Gesellschaft begrüßt ebenfalls den großen Fortschritt, den die Kunstinsuline angeblich für die Betroffenen bedeuten.

Doch schon kurz nach der Zulassung werden die ersten kritischen Stimmen laut. Prof. Thomas Pieber von der Universität Graz merkt an, dass die Studienlage bei Kunstinsulinen sehr bescheiden sei. Drei Viertel aller Studien, mit denen die Pharmafirmen Werbung machen, »halten soliden Qualitätskriterien nicht stand«, stellt Pieber knapp fest. Und in den übrigen Studien schmelzen die angeblichen Vorteile »drastisch zusammen«. »Für die Behauptung, das Risiko für Unterzuckerungen werde gesenkt, fehlen die Belege«, sagt Pieber 2001.

Irgendwann 2003 herrschte Krisenstimmung im Bundesgesundheitsministerium. Die Preise für Arzneimittel waren wieder gestiegen, und man entschied sich, die Kosten noch einmal genauer zu untersuchen. »Es wurde verabredet, die Verordnungen der großen Volkskrankheiten zu überprüfen«, erinnert sich Rainer Hess, der unparteiische Vorsitzende im G-BA. Mit der Gründung des IQWiG hatte man schließlich die Voraussetzung geschaffen, um ein solches Vorhaben überhaupt umzusetzen, und der G-BA gab den Auftrag im Februar 2005 weiter: Das IQWiG sollte 55 Medikamente und Therapien auf ihren »Zusatznutzen« überprüfen. 55 Medikamente aus allen Volkskrankheiten: Diabetes, Demenz, Alzheimer, Bluthochdruck, Depression, Herz-Kreislauf. Und so begann man im Institut 2005 mit der Überprüfung der Kunstinsuline für die größte Gruppe, die so genannten Typ-2-Diabetiker, deren Körper noch Insulin produziert, aber nicht mehr richtig verwertet. Man hätte auch anders entscheiden können, den Nutzen anderer Medikamente zuerst überprüfen können, gegen Alzheimer oder Depression. Doch die Wahl fiel auf die Kunstinsuline, mit denen zu diesem Zeitpunkt die Konzerne

Sanofi-Aventis, Novo Nordisk und Lilly etwa 330 Millionen Euro Umsatz pro Jahr in Deutschland machten.

Das Institut ist damals gerade ein halbes Jahr alt. Peter Sawicki sucht noch nach Mitarbeitern und eigenen Räumen. Das IQWiG vergibt den Auftrag zur Bewertung der Insuline an externe Sachverständige – an die Diabetes-Ambulanz in Graz, die über eine wissenschaftliche Studiengruppe verfügt, die »EBM-Review-Gruppe«. In Graz hat man bereits für die anerkannte Cochrane-Collaboration den Nutzen der Kunstinsuline bewertet, hat also Erfahrung und Vorwissen, und erledigt den Auftrag zügig. Peter Sawicki will damals auch die Fachgesellschaft, die Deutsche Diabetes Gesellschaft einbinden, ruft Prof. Harald Klein, den Vorsitzenden des Pharmakotherapieausschusses der Fachgesellschaft an. Doch der winkt ab: »Zeitgründe« führt er in einem Telefonat mit Sawicki als Grund für die Absage an. Klein forscht mit Geldern der Hersteller von Insulinanaloga, erhält Vortrags- und Beraterhonorare und besitzt auch Aktien von Pharmakonzernen.

Fast genau ein Jahr später stehen die Ergebnisse der Grazer Sachverständigen auf der Internetseite des IQWiG. Es ist ein Mittwoch, der 15. Februar 2006. 167 Seiten umfasst das Gutachten.[22] Die Forscher aus Graz finden zwar in den Datenbanken kurze Zusammenfassungen von insgesamt 1017 Studien und so genannten Abstracts, also Kurzfassungen. Aber der Großteil dieser Arbeiten passt beim schärferen Hinsehen entweder nicht genau zum Thema oder hält wissenschaftlichen Kriterien nicht stand, verdient

[22] Vgl. IQWiG-Abschlussbericht: »Kurzwirksame Insulinanaloga zur Behandlung des Diabetes mellitus Typ 2«.

den Namen »Studie« nicht einmal. Die allermeisten sind nicht vollständig veröffentlicht, oder sie enthalten gar keine Kontrollgruppe, sind nur »Anwendungsbeobachtungen«. Viele sind auch nur Kurzzeitstudien, auf vier oder sechs Wochen angelegt – obwohl Diabetes eine Erkrankung ist, die die Menschen oft über Jahre, ja Jahrzehnte begleitet. Deshalb schließen die Grazer Forscher nur Studien in die Nutzenbewertung ein, die einen Zeitraum von mindestens sechs Monaten umfassen. Und sie konzentrieren sich auf randomisierte, kontrollierte Studien, auf die Studien, die nach übereinstimmender Meinung die zuverlässigsten Ergebnisse liefern und mit den geringsten Unsicherheiten behaftet sind.

Von den 1017 »Treffern« in den internationalen Datenbanken bleiben so gerade mal sieben Studien übrig, die diesen Kriterien der evidenzbasierten Medizin einigermaßen genügen. Aber auch diese sieben Studien weisen einen Mangel auf: Sie sind »nicht verblindet« – das heißt, Studienärzte und Patienten wussten, welches Insulin benutzt wird. Als Grund geben die Hersteller an, dass beim Humaninsulin der Spritz-Ess-Abstand eingehalten werden müsse und deshalb eine Verblindung unmöglich gewesen sei.

Klingt nach einer Ausrede – denn unabhängige Forscher haben damals schon verblindete Studien zum Vergleich von Insulinen durchgeführt – und zwar so, dass kein Spritz-Ess-Abstand vorgeschrieben war und die Patienten nicht wussten, ob sie Humaninsulin oder Kunstinsulin nehmen.[23]

---

[23] Siebenhofer et al.: »Short acting insulin analogues versus regular human insulin in patients with diabetes mellitus«, in: The Cochrane Database of Systematic Reviews 2004 (4).

Die Hersteller konzipieren ihre Studien anders. Ein Beispiel dafür ist die Studie der Firma Lilly, die 1996 das erste Kunstinsulin auf den Markt gebracht hat: Lispro, Handelsname Humalog. In der Studie hatte die Hälfte der Patienten das Kunstinsulin Lispro bekommen, die andere Hälfte Humaninsulin. Das neue Präparat hat nach Darstellung der Firma Lilly einen großen Vorteil: die Patienten, die mit dem Kunstinsulin behandelt wurden, waren viel zufriedener mit der Therapie als die Patienten mit Humaninsulin. »Das ist kein Wunder«, sagt Prof. Andrea Siebenhofer aus Graz, »aber das liegt nicht am Insulin, sondern am Design, an der Anlage der Studie, denn die Patienten mit Humaninsulin waren von vornherein benachteiligt.« Den Lispro-Patienten wurde von den Studienärzten erlaubt, sich direkt vor dem Essen zu spritzen – der Patientengruppe mit dem Humaninsulin war dagegen ein striktes Reglement vorgegeben: Sie mussten nach der Injektion eine halbe Stunde warten, ehe sie sich an den Esstisch setzen durften. Als die Studienärzte die Patienten am Ende fragen, welches Insulin sie bevorzugen würden, war die Antwort klar: das Kunstinsulin natürlich.

Diese Festlegung erzeugt eine Schieflage, die das Humaninsulin benachteiligt. Um das zu erkennen, muss man sich Studien genau anschauen. »Die meisten Ärzte haben weder die Zeit noch die Ausbildung, um solche Schieflagen in Studien zu erkennen«, sagt Peter Sawicki.

Und noch etwas kritisieren die Sachverständigen in dem IQWiG-Bericht: Es fehlen Langzeitstudien. Keine Studie der Hersteller ist darauf ausgerichtet, die Folgeerkrankungen des Diabetes zu untersuchen. Sind die Kunstinsuline besser geeignet als Humaninsulin, die Erblindungsrate oder die Zahl der Amputationen zu verringern? Oder ist es umgekehrt? Das alles ist bis heute unklar, obwohl das erste Kunstinsulin seit 1996 zugelassen ist. Verglichen haben die Hersteller immerhin den so genannten HbA1c-Wert, an dem sich der längerfristige Blutzuckerspiegel ablesen lässt und die Zahl der Unterzuckerungen in beiden Gruppen. Das Ergebnis ist ernüchternd. »Es gibt keinen Vorteil bei der Blutzuckereinstellung und bei den schweren Unterzuckerungen«, sagt Andrea Siebenhofer aus Graz. »Das heißt, dass ich die Patienten mit ruhigem Gewissen auf dem Humaninsulin belassen kann, dass es keine Notwendigkeit gibt, die Patienten umzustellen.«

Das Kunstinsulin Aspart der Firma Novo Nordisk konnten die Sachverständigen aus Graz überhaupt nicht bewerten. Ihnen liegt im Jahr 2005 nur eine kurze Zusammenfassung, ein »Abstract« aus dem Jahr 1999 vor. Mehrmals bittet das IQWiG die Firma, die vollständigen Studiendaten zu übermitteln. Doch Novo Nordisk lehnt das immer wieder ab, mit der Begründung, die Firma werde einer Veröffentlichung der Studiendaten im Rahmen dieser Nutzenbewertung aus Wettbewerbsgründen nicht zustimmen. Erst als der G-BA einen Brief an Novo Nordisk schreibt, erklärt sich die Firma dann doch dazu bereit. Auch diese Daten zeigen keinen Vorteil des Kunstinsulins gegenüber Humaninsulin. Vielleicht ist das der Grund, warum der Hersteller einer Veröffentlichung zunächst nicht zustimmen wollte: In der bis dahin unpublizierten Studie wird deutlich, dass es bei der Verwendung des Kunstinsulins Aspart bei Kindern vermehrt zu Entgleisungen des Stoffwechsels (Ketoazidose) kam. Eine Komplikation des Diabetes, die sich klinisch durch Erbrechen, Durst oder Schwäche zeigt. Im weiteren Verlauf kommt es dann zu Trübung bis hin zum Verlust des Bewusstseins. Unbehandelt endet eine solche Entgleisung meist tödlich.

Dennoch: Kaum steht die Nutzenbewertung des IQWiG im Internet, bricht über das IQWiG eine Welle der Empörung herein, die vor allem Peter Sawicki zu spüren bekommt, weil er sich vor die Arbeit seiner Mitarbeiter und der Sachverständigen stellt. »Ich habe noch nie erlebt, dass ein Mensch und ein Institut solchen Angriffen ausgesetzt war«, sagt die Allgemeinärztin Ulrike Faber, die als Patientenvertreterin im G-BA sitzt. Für die Pharmaindustrie geht es ums Prinzip. Es ist die Nagelprobe. Diesen Kampf ums Insulin darf sie nicht verlieren.

Der Konflikt spitzt sich auf die Person Sawicki zu. Im März 2006 meldet sich ein Informant in verschiedenen Redaktionen, etwa beim *Stern* oder auch in der *Kontraste*-Redaktion in Berlin: Adel Massaad. Er sagt, dass er belastendes Material über Peter Sawicki anzubieten habe. Der Informant will nicht genau sagen, was das für Unterlagen sind. Er sagt jedoch, es sei sehr brisant, es gebe einen Skandal beim IQWiG, Peter Sawicki habe sich bereichert. Dafür habe er Beweise. Massaad schlägt ein Treffen vor, im Hilton Hotel in Berlin. Kurz bevor es zu dem Treffen kommt, sagt Massaad das Treffen wieder ab. Er werde erst einmal eine Kassette mit belastenden Aussagen schicken.

Die Kassette kommt wirklich – auf ihr findet sich aber nur ein Beitrag der Sendung *Zeitspiegel* aus dem dritten Programm des Bayrischen Rundfunks. Der Beitrag zeigt den Fall des Diabetes-Patienten Hartmut Kraft, der bisher mit Insulinanaloga behandelt wird und aufgrund des IQWiG-Gutachtens nun Angst hat, dass die Krankenkassen das teurere Arzneimittel bald nicht mehr bezahlen. Als Experte tritt ein Prof. Heinz Letzel auf, der finstere Zeiten auf die Deutschen zukommen sieht, wenn die Kunstinsuline von den Krankenkassen nicht mehr bezahlt würden. »Wenn ich für diese Ersparnis Folgeschäden wie Herzinfarkt, Niereninsuffizienz und im Extremfall ein abgehacktes Bein durch Amputationen in Kauf nehmen muss, dann frag ich mich schon, ist das nicht ein bisschen zynisch, wenn der G-BA sich ausschließlich am Thema Wirtschaftlichkeit orientiert«, empört sich Heinz Letzel in der Sendung. Und: »Patienten, die früher sterben, sind natürlich die billigsten.«

Massaad sagt, er könne den Kontakt zu Heinz Letzel herstellen. Der ist in der Tat kein Unbekannter. Recherchen ergeben: Letzel war an Studien beteiligt, die belegen sollten, dass Passivrauchen nicht schädlich sei. Er steht im Verdacht, dafür in den Jahren 1985 und 1986 rund 500 000 Mark vom Verband der Zigarettenindustrie erhalten zu haben.

Adel Massaad meldet sich jetzt häufiger. Er möchte wissen, ob ein Beitrag in Planung sei. Er bietet an, Interviews zu vermitteln – mit Manfred Wölfert, dem damaligen Vorsitzenden des Diabetikerbunds, oder mit anderen renommierten Experten. Eines Tages ist Adel Massaad wieder am Telefon und behauptet, der Stoffwechselexperte Lutz Heinemann, ein »Kumpel« von Peter Sawicki, habe einen »vertraulichen Brief« an den G-BA geschrieben und sich von den Aussagen des IQWiG-Gutachtens distanziert. Adel Massaad behauptet, dass sich das Gutachten »auf fünf Studien beruft. Drei von ihnen stammten von dem renommierten Stoffwechselexperten Prof. Heinemann.« Nun falle ein entscheidender Kronzeuge weg. Tatsächlich bezieht sich das IQWiG in seiner Nutzenbewertung auf sieben Studien, und keine einzige ist von Heinemann.

Adel Massaad meldet sich in vielen Redaktionen, der Journalist Markus Grill verfolgt für den *Stern* die Spur des ominösen Informanten, der in Nordrhein-Westfalen ein »Institut für gesundheitliche Aufklärung« betreibt. Markus Grill findet heraus, dass Adel Massaad allein von Januar bis März 2006 mehr als eine Million Euro von Pharmafirmen und PR-Agenturen bekommen hat – in einer davon führte Ingrid Plewe die Geschäfte. Bis 1991 war sie Sprecherin des Bundesverbands der Pharmazeutischen Industrie gewesen.

Doch nicht nur Massaad ist auf Achse, auch andere PR-Strategen sind unterwegs, wie Axel Wallrabenstein, Geschäftsführender Gesellschafter von Publicis. Im Auftrag von Sanofi-Aventis will er das Image der kurzwirksamen Kunstinsuline in der Öffentlichkeit aufpolieren. Kurz vor dem 18. Juli 2006, dem Tag der Entscheidung im G-BA, hat Markus Grill im *Stern* kritisch über Kunstinsuline berichtet, und Wallrabenstein möchte auf die Schnelle im *Focus* ein Gegengewicht aufbauen. Denn Auftraggeber Sanofi-Aventis und sein kurzwirksames Insulin Apidra wären von einem Beschluss des G-BA betroffen.

Wallrabenstein organisiert ein Treffen zwischen *Focus*-Redakteur Alexander Desselberger und Hans-Werner Meier, damals Deutschland-Chef von Sanofi-Aventis. »Um mich herum saßen fünf Personen, die mich beeinflussen wollten und in den schönsten Farben über das Kunstinsulin gesprochen haben«, erinnert sich der frühere *Focus*-Redakteur noch sehr genau an die Zusammenkunft. Ihm wurde jede Hilfe und Unterstützung angeboten, »um Sawicki persönlich in Verruf zu bringen« (Desselberger). Die Runde berichtet ihm, Sawicki habe für eine Studie mit einem Gutachter aus Graz zusammengearbeitet. Der Wissenschaftler und Sawicki seien befreundet, unterhielten familiären Kontakt, erfährt Desselberger. Und Wallrabenstein übergibt ihm noch ein »Weißbuch« über die angebliche Vetternwirtschaft von Sawicki.

Desselberger konfrontiert Sawicki mit den Vorwürfen. Bei einem Treffen berichtet ihm Sawicki über die Absagen von Wissenschaftlern, die er wegen einer Begutachtung angeschrieben hatte. Überall ein ähnlich lautender Tenor: Man arbeite gern mit ihm zusammen, doch nicht in diesem Fall. Man bittet um Verständnis, denn man wolle Drittmittelverträge durch eine Arbeit für das IQWiG nicht gefährden. Leuten, die geneigt waren, fürs IQWiG zu arbeiten, sei klargemacht worden, dass im Falle einer Kooperation Drittmittel der Pharmaindustrie versiegen würden, so Sawicki.

Der Schuss von Wallrabenstein geht nach hinten los. Die Gegenrecherche findet sich im *Focus* wieder. Unter »Abschied vom Paradies« berichtet das Magazin am 17. Juli 2006 – einen Tag vor der entscheidenden Sitzung des G-BA – differenziert über den heftigen Konflikt. Das Blatt zitiert Sanofi-Aventis-Chef Meier und Sawicki, hat aber auch bei Dr. Rainer Hess, dem neutralen Vorsitzenden des G-BA, nachgefragt. »Hess wirft der Pharmabranche vor«, so der Artikel, »lange versäumt zu haben, Studien zu erstellen, die den zusätzlichen Nutzen neuer Medikamente beweisen.«[24] Das sitzt.

[24] *Focus*, 17. 7. 2006.

Die Sprecherin von Sanofi-Aventis war über den Artikel erbost, erinnert sich Desselberger. Wallrabenstein habe das sportlich gesehen. »Ist nicht so gelaufen, wie wir uns das gewünscht haben«, gesteht der PR-Mann grinsend ein. »Sie sind halt Journalist und haben gegenrecherchiert.«

Die Aktivitäten der Pharmafirmen hatten auch Erfolg in den großen Medien. So geht das ZDF-Verbrauchermagazin *WISO* den PR-Strategien im März 2006 auf den Leim, indem das Magazin einen unkritischen, sehr freundlichen Beitrag über Kunstinsuline sendet.

Doch der Druck auf Peter Sawicki kommt noch aus einer anderen Richtung: wie die Industrie stellt sich der deutsche Diabetikerbund gegen die neuen Erkenntnisse. Die Aussagen des Patientenverbands und der Industrie ähneln sich zu dieser Zeit verblüffend. »Näher dran am Leben« lautet ein Werbeslogan der Industrie. »Für den Erhalt der Lebensqualität« sammelt der Diabetikerbund Unterschriften. Am 15. Februar 2006 kündigt der Bundesvorsitzende Manfred Wölfert eine breite Protestaktion an: Unterschriftenlisten, Protestbriefe, perforierte Postkarten werden im *Diabetes-Journal*, der Mitgliederzeitung, verschickt. Im Internet steht ein Musterschreiben. Jedes Mitglied soll einen Brief an Abgeordnete oder an die Krankenkasse schreiben, darin heißt es: »Als Mensch mit der chronischen Erkrankung Diabetes beschwere ich mich über die aktuellen Verfahrensweisen und diskriminierenden Entscheidungen, die es mir nicht mehr ermöglichen, ein selbstbestimmtes Leben zu führen.« Oder weiter: »Die Patienten bezahlen den möglichen Ausschluss der Analoginsuline mit geringerer Lebensqualität und möglichen Einschränkungen ihrer Gesundheit.«

Der Diabetikerbund sagt von sich, er sei unabhängig, weil er sich aus Mitgliederbeiträgen und von Geldern verschiedener Sponsoren finanziert, zu denen auch Krankenkassen gehören. Aber unterstützt wird der Bund auch von allen großen Insulinherstellern – in welcher Größenordnung, darüber macht Manfred Wölfert damals keine Angaben: »Das sind interne Zahlen, die man nicht in die Öffentlichkeit stellt.«

Am Mittwochvormittag des 22. März 2006 empfängt das Bundesgesundheitsministerium schließlich den Deutschen Diabetikerbund. 75 000 Unterschriften übergibt er. Die Bundesgesundheitsministerin Ulla Schmidt kommt nicht, aber immerhin der Staatssekretär, Theo Schröder. Etwas ungelenk nimmt Schröder die Ordner entgegen, die ihm der Bundesvorsitzende überreicht, und sagt: »Wir werden Ihr Anliegen sorgfältig prüfen, da können Sie ganz sicher sein.« Das Ministerium hat schon körbeweise Postkarten bekommen und die Bundeskanzlerin Angela Merkel auch. Bei der Übergabe der Unterschriften mit dabei ist Prof. Eberhard Standl, Chefredakteur des *Diabetes-Journal* und Vorsitzender des »Nationalen Aktionsforums Diabetes«, das noch unter Rot-Grün berufen wurde. Standl kennt den Staatssekretär. Er nutzt die Gelegenheit, um gegenüber Schröder erneut seine Kritik am IQWiG deutlich zu machen. »Das Institut für Qualität und Wirtschaftlichkeit im Gesundheitswesen ist zu begrüßen«, sagt Standl. »Kritisch zu hinterfragen ist immer die Methodik.« Standl fordert, dass auch Studien mit »niedriger Evidenz«, also wenig aussagekräftige Studien, die keinen Beweischarakter haben, mit einbezogen werden. Doch das Institut ist praktisch dazu verpflichtet, nur genügend zuverlässige Studien zum Bewertungsverfahren zuzulassen, das sind beim Vergleich von Arzneimitteln fast immer randomisierte, kontrollierte Studien. Auf andere Untersuchungen beziehen sich Firmen und ihre Meinungsbildner immer dann gerne, wenn der Zusatznutzen ihrer Medikamente durch »gute« Studien nicht nachzuweisen ist.

Die öffentlichen Angriffe auf Peter Sawicki werden schärfer. Die Stimmung wird weiter angeheizt – von der Industrie, ihren Lobbyisten, vom Deutschen Diabetikerbund und von einigen Professoren, die man auch habilitierte Pharmavertreter nennt, weil sie mit der Industrie eng verbandelt sind (siehe S. 143).

Eines Morgens, als Peter Sawicki den Pressespiegel aufschlägt, stößt er auf ein Interview mit Manfred Wölfert vom Deutschen Diabetiker Bund: Der versteigt sich sogar zu der Aussage, Sawicki betreibe »Euthanasie auf Raten«. Peter Sawicki ist fassungslos. Mit einem solchen Vorwurf hat er nicht gerechnet und er übersteigt bei weitem sein Vorstellungsvermögen. Er sagt, dass er sich vor allem als Arzt getroffen fühle. Er erwähnt dabei nicht, dass er jüdischer Abstammung ist und fast die gesamte Familie seines Vaters in den Vernichtungslagern der Nazis ermordet wurde. Er sagt nur, Manfred Wölfert sei kein Gesprächspartner mehr für ihn.

Dem *Diabetes-Journal* gibt Sawicki jedoch weiterhin Interviews. Bis er im April 2006 seine Äußerungen zum Thema Blutzuckerstreifen komplett entstellt dort wiederfindet. Laut diesem Artikel soll er gesagt haben, dass mit den Teststreifen viel Schindluder getrieben werde und Patienten mit Typ-2-Diabetes keine Blutzuckerteststreifen zur Bestimmung ihres Blutzuckers bräuchten: »Ich verstehe einfach nicht, dass sich Diabetes-Patienten unbedingt ständig in den Finger piksen wollen.« Das klingt zynisch – doch das Zitat ist falsch. Das Journal wird überschüttet mit Leserbriefen empörter Diabetiker, die auch abgedruckt werden. »Insulin spritzen, ohne Blutzuckermessung, dies führt unweigerlich zum Tod«, schreibt zum Beispiel der Diabetiker Dieter B. Und er fügt hinzu: »Eventuell ist das ja von den Wortführern so gewollt.« Auch Peter Sawicki erhält solche Briefe. Er wehrt sich erneut, schreibt die Diabetiker persönlich an, versucht eine Gegendarstellung durchzusetzen. »Niemals habe ich gesagt, dass Patienten mit Typ-2-Diabetes keine Blutzuckerselbstbestimmung brauchen«, schreibt er dem Chefredakteur Eberhard Standl. Er habe nur darauf hingewiesen, dass bei bestimmten Patienten mit Typ-2-Diabetes die Teststreifen und die Blutzucker-Selbstkontrolle (noch) nicht sinnvoll sind, wenn entweder kein Insulin gespritzt wird, die Patienten noch ohne Medikamente auskommen oder nur »orale Antidiabetika« einnehmen. Denn für diese Gruppe bestehe nicht die Gefahr einer Unterzuckerung. Peter Sawicki antwortet jedem Diabetiker persönlich. »Ich gehe davon aus, dass die falschen und völlig sinnentstellenden Zitate meiner Aussagen nicht zufällig abgedruckt wurden«, erklärt er einer Patientin. »Ich glaube, dass dies durch die enge Verbindung zwischen dieser Zeitschrift und der pharmazeutischen Industrie motiviert ist.«

Unterstellungen, Angriffe, Verleumdungen – so beschreibt der niedergelassene Diabetologe Peter Koch, was er im März 2006 bei einer Veranstaltung mit niedergelassenen Diabetologen erlebt hat. Peter Sawicki ist als Referent geladen, die Stimmung, die ihm entgegenschlägt, ist geradezu abweisend. Peter Koch, ein aufgeschlossener und wacher Arzt, kann die Feindseligkeit seiner Kollegen schwer ertragen. Er findet die Aufregung bigott, schließlich haben alle erlebt, wie die Kunstinsuline in den Markt eingeführt wurden, und viele haben mitgemacht und profitiert – so wie anfangs auch er.

Vermittelt über eine Diabetes-Beraterin, lässt Peter Koch die *Kontraste*-Redaktion wissen, er wolle »auspacken« und andere Hintergründe für die schnelle Markteroberung der Kunstinsuline benennen. Peter Koch betreibt eine gut gehende Diabetes-Praxis in Niedersachsen. Er ist sich darüber im Klaren, dass seine Aussage Konsequenzen haben wird: dass er weniger Geld verdient, dass er Kongressreisen selbst zahlen muss, dass er von seinen Kollegen geschnitten wird. Doch er hat große Angst, dass Peter Sawicki diese aufgeheizte Auseinandersetzung nicht überlebt, dass die Bremsen seines Autos eines Tages nicht mehr funktionieren, sagt Koch, oder dass Sawicki von einem »durchgedrehten« Diabetiker tätlich angegriffen werden könnte.

Peter Koch erzählt die Geschichte hinter der Geschichte, die plausibel macht, warum die Markteinführung der Kunstinsuline so schnell gelingt: Pharmareferenten weisen die Ärzte nicht nur auf die Vorteile hin, gestützt durch Studien, die oft eine Schieflage haben. Sie helfen mit Geld nach: 75 Euro bekamen Koch und andere Ärzte für die Umstellung eines einzigen Patienten von Humaninsulin auf das neue Kunstinsulin. Darüber hinaus wird seine gesamte Praxis auf Kongresse eingeladen, er und seine Frau, seine Arzthelferinnen, alle dürfen mitfahren und wohnen umsonst in Viersternehotels. Einmal, als er in der Praxis sitzt, klingelt das Telefon und am anderen Ende ist ein

Pharmareferent: Ob er Lust habe, eine Woche nach Israel zu fliegen? Dort gebe es das übliche Rahmenprogramm, ein paar Vorträge, der Rest sei Freizeit, Besichtigung, Vergnügen.

Die 75 Euro pro Patient erhalten Ärzte nicht ohne Gegenleistung: Sie sind das Entgelt für eine »Anwendungsbeobachtung«: Vorgefertigte Fragebögen, die Ärzte oder vielmehr ihre Sprechstundenhilfen schnell ausfüllen können. Von den Firmen wird das als Forschung ausgegeben. »Diese Anwendungsbeobachtungen kommen in der Regel nicht zu einer medizinischen Publikation. Das heißt, es werden Daten unter dem Vorwand erhoben, medizinische Forschung zu betreiben«, erklärt Koch. Jeder weiß, dass die Anwendungsbeobachtungen nur ein Konstrukt sind, um formal eine Gegenleistung vorweisen zu können. In Wahrheit handle es sich um eine »Zuwendung«, so Koch. Solche Anwendungsbeobachtungen gelten als Studien niedriger Evidenz, die aber nach Meinung der Pharmakonzerne dennoch für die Nutzenbewertung einbezogen werden sollen.[25]

Bis heute macht sich Peter Koch zum Vorwurf, dass er sich an solchen Anwendungsstudien beteiligt hat. Doch er weiß, es galt damals als völlig selbstverständlich und normal, und dies denken viele Ärzte immer noch. Peter Koch selbst beendet ab sofort dieses Nebengeschäft. Von seinen Kollegen wird er für diese öffentlichen Aussagen noch lange schief angesehen und geschnitten.

Der 18. Juli 2006 ist der Tag der Entscheidung. Im G-BA

[25] Vgl. Schwabe, Ulrich: »Was taugen Anwendungsbeobachtungen«. Vortrag für KV Hessen, Frankfurt 3. 12. 2008.

wird verhandelt, ob Kunstinsuline auf Kosten der Krankenkassen noch weiter verordnet werden dürfen. Auch Rainer Hess, der Vorsitzende dieses Gremiums, spürt den enormen Druck. Er weiß, was die Patientenverbände sagen, er weiß, wie einige Professoren arbeiten, er kennt die Lobbyisten, die »habilitierten Pharmavertreter«. Rainer Hess, der Jurist, hat das Gutachten des IQWiG sehr genau gelesen. Wenn sich keine Mehrheit findet, kommt es auf seine Stimme an – er ist der unparteiische Vorsitzende, und diese Aufgabe nimmt Rainer Hess sehr ernst. Und seine Entscheidung steht fest. »Wenn es für ein teures, neues Präparat keinen Beleg für einen Zusatznutzen gibt, ist es für die Solidargemeinschaft nicht zumutbar, dass sie Mehrkosten von dreißig Prozent übernimmt.« Der G-BA und Rainer Hess folgen dem Gutachten des IQWiG. Sie beschließen, Kunstinsuline nicht mehr zum vollen Preis zu erstatten. Hess wirkt müde, als er aus der Sitzung kommt, aber zufrieden. »Für mich ist das eine zwingende Folge des Wirtschaftlichkeitsgebots«, sagt er.

Peter Sawicki wird an diesem Tag sagen, das sei ein guter Tag für die Sicherung der Qualität im Gesundheitswesen. Der Diabetikerbund wird diesen Tag hingegen als »schwarzen Tag für die Patienten« bezeichnen. Die Firmen, die die kurzwirksamen Kunstinsuline herstellen, werden vor Gericht gehen. Aber sie haben keinen Erfolg. Das Gutachten des IQWiG sei »nicht zu beanstanden«, heißt es in der Urteilsbegründung. Das Urteil liest sich geradezu vernichtend für den großen Chor der Kritiker. Das IQWiG habe »auf Grundlage der evidenzbasierten Medizin die maßgeblichen Auffassungen vollständig ermittelt und alle vorhandenen relevanten Studien ausgewertet«, sagen die

Richter. »In Übereinstimmung mit den gesetzlichen Vorgaben hat es in seine Nutzenbewertung nur randomisierte,
kontrollierte Studien einbezogen.« Die Klagen von Sanofi-
Aventis, Lilly Deutschland und Novo Nordisk werden ab-
gewiesen. Rainer Hess freut das. »Bemerkenswert ist, dass
wir mit Peter Sawicki als Leiter des IQWiG und dessen
fundierten fundierten Bewertungen nie einen Prozess verloren haben.«

Die Kunstinsuline sind ein gutes Beispiel, wie sich
Pharmaindustrie und Professoren gegen das IQWiG ver-
bünden, wie Schulen entstehen, wie Betroffenenverbände
und Patienten instrumentalisiert werden.

Das Kunstinsulin Lantus und das Versagen der Zulassungsbehörden

Seit zehn Jahren ist das langwirksame Kunstinsulin Lantus, der »Blockbuster«, von Sanofi-Aventis auf dem Markt. Heute spritzen sich allein in Deutschland jeden Tag fast 500 000 Diabetiker das Präparat. Sanofi-Aventis macht hierzulande einen Umsatz von 130 Millionen Euro, weltweit etwa drei Milliarden Euro, pro Jahr. Das ist auch ein Verdienst der aggressiven Marketingstrategie, die der Pharmariese seit der Einführung im Jahr 2000 verfolgt.

Mit Lantus sei Diabetikern endlich ein normales Leben möglich, das ist die Botschaft, mit der das langwirksame Kunstinsulin beworben wird. Das »neue Wirkprofil« sei ein »Segen« für die Betroffenen, da es »eine gleichmäßige Insulinversorgung über 24 Stunden« gewährleiste, und daher unter Lantus, so der Hersteller, weniger nächtliche Unterzuckerungen auftreten würden. Unterzuckerungen können gefährlich sein, Patienten können das Bewusstsein verlieren, schwere Krämpfe bekommen.

Im April 2001 legt Aventis in Frankfurt den Grundstein für den Bau einer neuen Produktionsanlage. 150 Millionen Euro werden investiert, 200 Arbeitsplätze geschaffen. Der hessische Ministerpräsident Roland Koch, CDU, kommt zur Grundsteinlegung. »Unternehmen wie Aventis leisten durch ihre Forschung einen wesentlichen Beitrag, dass die Lebensqualität der von Diabetes Betroffenen verbessert und somit ein fast normales Leben ermöglicht wird.«

Ein normales Leben – da ist sie wieder, die Botschaft des Herstellers. Das langwirksame Lantus-Insulin muss nur einmal pro Tag gespritzt werden. Die Wirkdauer des bis dahin üblichen Humaninsulins – das so genannte NPH-Verzögerungsinsulin – beträgt etwa zwölf Stunden, weshalb Diabetiker es im täglichen Leben zweimal täglich verwenden. Dabei ist das Spritzen selbst für Diabetiker inzwischen relativ unkompliziert, viele benutzen so genannte Pens, die wie Kugelschreiber aussehen. Mit wenigen Handgriffen lässt sich die Dosis je nach Bedarf einstellen und schnell und unauffällig in das Unterhautfettgewebe injizieren. Was für Diabetiker schmerzhaft ist, ist nicht die zusätzliche Spritze, sondern der »Piks« in den Finger, die Kontrolle des Blutzuckers, die immer erforderlich ist, mehrmals täglich, egal, mit welchem der Insuline man behandelt wird.

Ein medizinischer Vorteil des neuen Insulins, das dreißig bis sechzig Prozent teurer als das Humaninsulin ist, wäre also nur dann gegeben, wenn es mit Lantus wirklich zu weniger schweren Unterzuckerungen käme. Einige Studien des Herstellers zeigen das.

Damit wirbt der Hersteller bei den Ärzten, etwa auf dem Weltdiabeteskongress 2006 in Kopenhagen. Auf der weitläufigen Industrieausstellung findet sich auch der Stand von Sanofi-Aventis mit schönem Tresen und gemütlichen Barhockern. Da können sich Ärzte Kurzvorträge, so genannte Charts, anschauen und bei einem Quiz mitspielen. Eine Frage lautet etwa: Wie stark verringert Lantus die nächtlichen Unterzuckerungen – um zehn Prozent? Um zwanzig oder um dreißig Prozent? Wer den richtigen Knopf mit der richtigen Zahl am schnellsten drückt, hat gewonnen und wird mit einem Handy belohnt. Es gab Ärzte, die mit mehreren Handys in den Taschen den Stand verlassen.

Ist Lantus wirklich ein Fortschritt für die Patienten?

Sanofi-Aventis hat in mehreren Studien das neue Kunstinsulin mit dem auf Humaninsulin basierenden Verzögerungsinsulin verglichen. In einigen Studien schnitt Lantus besser ab, es traten tatsächlich weniger nächtliche Unterzuckerungen auf. Allerdings ist nach Auffassung des IQWiG die Aussagekraft dieser Studien »eingeschränkt«. Das ist freundlich formuliert – denn möglicherweise sind diese vorteilhaften Ergebnisse durch einen geschickten Schachzug zustande gekommen.

In vielen, vom Hersteller gesponserten Studien sind die Arzneimittel von den Studienärzten nicht so verabreicht worden, wie es in Deutschland üblich ist und empfohlen wird. Die Studienteilnehmer hatten die Vorgabe, das verzögernde Humaninsulin nur einmal täglich am Abend oder am Morgen zu spritzen, da aber die Wirkdauer nur zwölf Stunden anhält, sollte es eigentlich zweimal täglich angewandt werden. Es ist schon merkwürdig, dass der Hersteller Studien entwirft, die Patienten daran hindern, das Humaninsulin nach den üblichen Empfehlungen und entsprechend ihres eigenen Lebensrythmus zu spritzen. Wollte man absolut sichergehen, dass sich Lantus bei den nächtlichen Unterzuckerungen als überlegen erweist?

In einer Studie durften die Teilnehmer der Vergleichsgruppe das Humaninsulin so handhaben, wie es für sie optimal war, also zweimal täglich. Hier zeigte sich der Vorteil von Lantus nicht mehr – da war die Zahl der schweren Unterzuckerungen in beiden Patientengruppen gleich.

Diese Schieflage im Studiendesign wird erst ersichtlich, als die IQWiG-Sachverständigen die Studien der Hersteller unter die Lupe nehmen, darunter auch bis dahin unveröffentlichte Daten. Der Auftrag dazu kam im Februar 2005 vom G-BA, als Teil der Herkulesaufgabe, die großen Volkskrankheiten zu bewerten.

Am 22. September 2009 findet im IQWiG die wissenschaftliche Erörterung zum Nutzen langwirksamer Insulinanaloga mit der Industrie, den Fachgesellschaften und dem Patientenverband statt. Dabei geht es um genau die Schieflage, diesen »Bias«, wie es im Fachjargon heißt. »Wenn die Patienten in der einen Gruppe dadurch häufiger zu Unterzuckerungen neigen, dann gibt es keine Ausgangsbedingungen für einen fairen Vergleich beider Gruppen«, sagt Sawicki. Und der für Arzneimittelbewertung zuständige IQWiG-Mitarbeiter Thomas Kaiser sieht darin »eine Zwangsumstellung der Patienten, die den Vorgaben der fachgerechten Anwendung des Arzneimittels nicht entspricht«.[26]

Die Firma Sanofi-Aventis bestreitet dies: Es sei möglich und in anderen Ländern nicht unüblich, das humane Verzögerungsinsulin nur einmal zu verabreichen. Das ist zumindest eine interessante Aussage, wenn man bedenkt, dass Sanofi-Aventis öffentlich und gegenüber Ärzten für Lantus seit der Markteinführung damit wirbt, dass man Lantus nur einmal, das verzögerte Humaninsulin hingegen mindestens zweimal täglich spritzen müsse.

Das IQWiG nimmt eine andere Haltung ein: Es hat die

[26] Vgl. Abschlussbericht IQWiG: »Langwirksame Insulinanaloga zur Behandlung des Diabetes mellitus Typ 1«.

Zahl der Unterzuckerungen insgesamt betrachtet – also nicht nur die nächtlichen Unterzuckerungen gelten lassen. Der Vorteil von Lantus, der sich – auch bedingt durch das Studiendesign – bei den nächtlichen Unterzuckerungen zeigte, schwand dahin, wurde die Zahl der Unterzuckerungen insgesamt betrachtet: Patienten, die Lantus spritzten, neigten dafür eher tagsüber zu Unterzuckerungen. Und so kommt das Institut zu seiner Schlussfolgerung: Es gebe keine Belege für einen Zusatznutzen der langwirksamen Insulinanaloga im Vergleich zum Humaninsulin – weder bei den Altersdiabetikern, den Typ-2-Diabetikern noch bei den jüngeren, den Typ-1-Diabetikern.

Am 27. Juli 2005 fährt Sawicki zu Sanofi-Aventis nach Frankfurt. Der Vorsitzende Heinz-Werner Meier führt ihn zuerst über das Betriebsgelände im Industriepark Hoechst. Das Werk ist ein Erbe der ehemaligen Hoechst AG, Sanofi-Aventis betreibt dort die weltweit größte Produktionsstätte für Kunstinsuline. Firmenchef Heinz-Werner Meier deutet auf Werkhallen, zählt auf, wie viele Menschen in Hoechst arbeiten und ihren Arbeitsplatz verlieren würden. »An unserem langwirksamen Insulin Lantus hängen mindestens 1800 Arbeitsplätze«, sagt Meier zu Sawicki. Und wenn das IQWiG bei seiner negativen Bewertung für die kurzwirksamen Kunstinsuline bleibe, wären auch da einige hundert Arbeitsplätze in Gefahr. Peter Sawicki erinnert sich ungern an diese Fahrt über das Industriegelände. »Herr Meier erzählte mir, wie viele Menschen mit ihren Familien auf der Straße stehen würden, und ich sei dafür verantwortlich«, sagt Sawicki. Die Bewertungen des IQWiG seien nicht böswillig oder absichtlich schlecht, sondern bildeten nur die Studienlage ab, betont Sawicki. Heinz-Werner Meier merkt:

Der Druck über Arbeitsplätze fruchtet nicht. »Sollen wir positive Studien erfinden, nur um Arbeitsplätze in Frankfurt zu retten?«, fragt Sawicki zurück.

Später trifft man sich zum wissenschaftlichen Austausch. Mehrere Fachleute aus der Firma sitzen Peter Sawicki gegenüber. Prof. Johannes Paar und Dr. W.-Dieter Knollmeyer von der Firma Sanofi-Aventis haben ein kurzes Referat vorbereitet, in dem sie die Medikamente Lantus und Clopidogrel (ein Mittel, das die Blutgerinnung hemmt) vorstellen. Für beide Präparate soll das IQWiG den Zusatznutzen untersuchen.

Die Atmosphäre ist angespannt. Acht gegen einen. »Es entsteht der Eindruck, dass man eine Einzelmeinung vertritt«, sagt Sawicki. »Man wird unsicher, aber es gibt eine Möglichkeit, sich dagegen zu wehren, das ist die Frage nach den Beweisen.« Und so fragt er nach validen Studien, immer wieder. Jede Studie, die die Kriterien der evidenzbasierten Medizin erfülle, werde in die Nutzenbewertung einfließen.

Sanofi-Aventis verweist auf eine Sicherheitsstudie, die die Firma im Auftrag der US-Zulassungsbehörde FDA durchführen musste, um die Frage zu prüfen, ob Lantus die Netzhautablösung am Auge begünstige.[27] Das Ergebnis der Fünf-Jahres-Studie war negativ – es finden sich keine Hinweise für einen möglichen Schaden an der Netzhaut. Doch bei genauerem Hinsehen zeigt sich erneut eine gewisse Schieflage bei der Konzeption der Studie. Die Pa-

---

[27] Sanofi-Aventis: »Evaluation of Diabetic Retinopathy Progression in Subjects Treated with Insulin: Clinical Study Report N° LTS6036 (4016)«, in *Diabetologia* 06/2009.

tienten, die mit Lantus behandelt wurden, bekamen eine niedrigere Dosis verabreicht – die Patienten, die das verzögernde Humaninsulin benutzten, konnten zwar das Insulin zweimal am Tag spritzen, erhielten aber von den Studienärzten eine deutlich erhöhte Dosis – im Durchschnitt zehn Einheiten mehr. Vielleicht fanden sich aufgrund der unterschiedlichen Dosierung keine Hinweise auf eine Schädigung der Netzhaut unter Lantus. Möglich auch, dass die höhere Rate von Patienten mit schweren Unterzuckerungen in der Humaninsulin-Gruppe im Vergleich zur Lantus-Gruppe auf die Dosierungsdifferenz zurückzuführen ist.

Angesichts solcher Studiendesigns schüttelt Sawicki nur den Kopf: »Man kann den Firmen die Konzeption der Studien nicht überlassen.« Die Zulassungsbehörden hätten zwar andere Auflagen bei der Dosierung machen können – doch zu diesem Schritt haben sie sich nicht entschlossen.

Auf Grundlage der negativen Nutzenbewertungen des IQWiG schließt der G-BA am 18. März 2010 die langwirksamen Insulinanaloga von der Erstattung durch die Krankenkassen aus – »solange sie Mehrkosten gegenüber Humaninsulin verursachen«. Der Beschluss gilt sowohl für die Behandlung des Altersdiabetes, des Typ-2-Diabetes, wie für die Behandlung des Typ-1-Diabetes. Der unparteiische Vorsitzende Rainer Hess erklärt den Beschluss: »Solange ein Zusatznutzen wissenschaftlich nicht nachgewiesen ist, kann die Solidargemeinschaft die Mehrkosten von Lantus nicht übernehmen.«

Was bei der Nutzenbewertung des IQWiG nicht berücksichtigt wurde, ist das mögliche Schadenspotenzial von Lantus. Zwar existieren bislang keine Beweise, aber es gibt begründete Hinweise darauf, dass das Analoginsulin eine krebsfördernde Wirkung haben könnte. Was fehlt, ist eine randomisierte, kontrollierte Studie, die die Patienten nach dem Zufallsprinzip in zwei Gruppen aufteilt, in eine Lantus-Gruppe und in eine Humaninsulin-Gruppe, und prüft, ob nach ein paar Jahren in der Lantus-Gruppe mehr Krebsfälle auftreten. Erst damit könnte der Krebsverdacht erhärtet oder ausgeräumt werden. Die Zulassungsbehörden haben es versäumt, nach der Zulassung den Hersteller zu einer solchen vergleichenden Langzeitstudie zu verpflichten.

Dabei gab es schon bei der Zulassung durch die US-amerikanischen und europäischen Behörden Hinweise darauf, dass Lantus das Wachstum von Krebszellen beschleunigen könnte. Im Jahr 2000 schreibt Peter Kurtzhals, ein Mitarbeiter der Firma Novo Nordisk, dass Experimente ergeben hätten, dass Lantus das Wachstum von Krebszellen anheizen könne. Nun könnte man das abtun als eine böswillige Diskreditierung eines Konkurrenten, aber Kurtzhals veröffentlicht seine Ergebnisse in einer renommierten Fachzeitschrift.[28] Zudem lässt der Wirkmechanismus des Analoginsulins im Körper einen solchen Verdacht zu. Auch Humaninsulin fördert das Wachstum von Zellen und verzögert deren Absterben, was beides krebsfördernde Eigenschaften sein können. Doch Lantus könnte mit seiner gentechnisch veränderten Molekülstruktur die Vermehrung von Krebszellen weitaus stärker beeinflussen. Das legen zumindest experimentelle Untersuchungen nahe: Sie zeigen, dass sich Lantus weitaus aktiver an den so genannten IGF-1-Rezeptor (ein insulinähnlicher Wachstumsfaktor)

---

[28] *Diabetes* 2000 (49): S. 999–1005.

»bindet« – und dieser IGF-1-Rezeptor spielt eine Schlüsselrolle für die Entstehung und Vergrößerung eines Tumors.

Ein Jahr später, 2001, diskutieren auch die zuständigen Behörden in den USA und in Europa, ob die experimentellen Studien an Tieren wohl ausreichend waren, um einen möglichen Krebsverdacht auszuschließen. »Veränderungen in der Molekülstruktur können [...] das Wachstum vorhandener Krebsvorstufen fördern«, heißt es zum Beispiel in einem Bericht der europäischen Zulassungsbehörde EMA.[29] Selbst die Leitlinie der zuständigen Fachgesellschaft, der Deutschen Diabetes Gesellschaft, enthält im Jahr 2002 noch eine entsprechende Formulierung. »Bei Anwendung von Insulin-Analoga ist eine erhöhte mitogen (krebsfördernde) Wirkung nicht sicher auszuschließen«, heißt es wörtlich. Ausgeräumt wurde dieser Verdacht nie.

Der Journalist Andreas Rummel hat als Erster 2004 in der ARD darüber berichtet. Er wurde nicht nur von Sanofi-Aventis verklagt – auch die Professoren der Fachgesellschaft, der Deutschen Diabetes-Gesellschaft, machte er sich damit zum Feind. Prof. Eberhard Standl, der Chefredakteur der Mitgliederzeitung des Deutschen Diabetikerbundes, hält das für unbegründete Panikmache. »Fakt oder Fiktion«, schreibt er in einem langen Kommentar im *Diabetes-Journal*. Die Mitgliederzeitung dieser Patientenorganisation spricht von einer »Verunsicherung ohne Fakten«. Was die Leser nicht erfahren: Auch die Arzneimittelkom-

---

[29] EMEA/CPMP: »Points to Consider Document on the Non-Clinical Assessment of the Carcinogenic Potential of Insulin Analogues.« London 2001.

mission der deutschen Ärzteschaft gab 2004 eine Erklärung heraus, in der sie vor dem Risikopotenzial von Lantus warnt und kritisiert, »dass die Insulinanaloga in vielen Kliniken als Medikamente der ersten Wahl zum Einsatz kommen«. In den Augen der Kommission seien sie aber nicht die erste Wahl, da eine überlegene Wirksamkeit nicht belegt sei, schreibt der damalige Vorsitzende Bruno Müller-Oerlinghausen. Auch er verweist darauf, dass die Sicherheit nicht ausreichend geklärt sei und dass es Befunde gebe, die »ein Risikopotenzial zeigen hinsichtlich potenziell kanzerogener Wirkung«.[30] Die Arzneimittelkommission ist eine Instanz in der deutschen Ärzteschaft − ihre Warnung erwähnt Standl mit keinem Wort.

Fünf Jahre später. Am 13. Juli 2009 gibt der Präsident der deutschen Zulassungsbehörde (BfArM), Prof. Johannes Löwer, dem ARD-Journalisten Andreas Rummel ein erstaunliches Interview. Er räumt vor laufender Kamera ein, dass die Zulassungsbehörden ihrer Pflicht nicht nachgekommen wären. »Die Tierversuche als solche waren unzureichend. Sie waren im Prinzip ungültig«, sagt der Chef der deutschen Zulassungsbehörde. Auf den Einwand, dass auffällige Befunde bei Experimenten mit Knochenmarkszellen vom Hersteller mit dem Argument entkräftet wurden, es gäbe ja die Tierversuche, antwortet Löwer: »In der Tat besteht zunächst ein Signal der Kanzerogenität oder der Förderung des Wachstums von Krebszellen in der Zellkultur. Die Tierversuche waren nicht geeignet, diesen Verdacht auszuräumen.«

---

[30] Pressemitteilung der Arzneimittelkommission der deutschen Ärzteschaft, 16. 2. 2004.

Hätte also Lantus, ein Präparat, das in kürzester Zeit bei den Verordnungszahlen einen Marktanteil von zwanzig Prozent eroberte, gar nicht auf den Markt kommen dürfen?

Kurz vor dem denkwürdigen Eingeständnis des Präsidenten veröffentlicht Peter Sawicki eine Studie in dem renommierten Magazin *Diabetologia*, die er zusammen mit Mitarbeitern des IQWiG und dem Wissenschaftlichen Institut der AOK durchgeführt hat. Darin wurden Daten von 127 000 Versicherten ausgewertet, die zwischen 2001 und 2005 entweder mit Humaninsulin oder mit Kunstinsulin behandelt wurden. Es waren überwiegend Menschen mit Altersdiabetes, so genannte Typ-2-Diabetiker. Die Wissenschaftler um Sawicki kamen zu dem Ergebnis, dass die mit Lantus behandelten Patienten häufiger an Krebs erkrankten als unter Humaninsulin. Das Risiko steige in Abhängigkeit von der Dosis. Bei einer Tagesdosis von zehn Einheiten Lantus lag das Risiko bei neun Prozent, bei einer Tagesdosis von fünfzig Einheiten stieg das Risiko auf 31 Prozent. Anders ausgedrückt: Spritzen sich tausend Diabetiker über eineinhalb Jahre Lantus, wäre – im Vergleich zur Behandlung mit Humaninsulin – mit vier bis dreizehn zusätzlichen Krebserkrankungen zu rechnen.[31]

Diese Auswertung von Versichertendaten ist eine nachträgliche Beobachtungsstudie – also eine Studie mit mittlerer Evidenzstufe, die nur beschränkt zuverlässig ist, weil die Möglichkeit besteht, dass unbekannte Faktoren Einfluss genommen haben. Darum fließen die Auswertungen auch nicht in die Nutzenbewertung des IQWiG ein. Denn

[31] Pressemitteilung IQWiG, 26. 6. 2009.

da geht es um *bewiesenen* Nutzen oder Schaden. Die Daten der AOK-Versicherten könnten niemals einen Beweis erbringen, weil sie nachträglich ausgewertet worden sind. Das macht Sawicki in der Pressemitteilung deutlich. Er betont auch, dass es keine Anhaltspunkte gäbe, dass Lantus normale Zellen zu Krebszellen werden lässt: »Es könnte jedoch sein, dass Lantus stärker als andere Insuline das Wachstum von bereits vorhandenen Krebszellen anregen kann.« Sawicki hält die Hinweise für besorgniserregend und rät Patienten mit einem erhöhten Krebsrisiko – wenn möglich –, auf Lantus zu verzichten.

Vor Veröffentlichung liegt die Beobachtungsstudie der IQWiG-Wissenschaftler ein Jahr lang bei der Zeitschrift und wird von externen Sachverständigen geprüft. Weil solche Studien anfällig für Verzerrungen sind, will das Fachblatt die Auswertung von Krankendaten aus anderen Ländern abwarten. Es kommen Beobachtungsstudien aus Schweden, England und Schottland hinzu. Zwei Studien zeigen ebenfalls ein erhöhtes Krebsrisiko unter Lantus, allerdings ausschließlich für Brustkrebs. Eine italienische Studie liefert ein Jahr später einen weiteren Hinweis auf ein erhöhtes Krebsrisiko.

Sanofi-Aventis weist einen solchen Verdacht als »Unterstellung« zurück. Es handele sich nur um »Registerstudien« ohne Beweischarakter. Außerdem zitiert der Hersteller eine »Fünf-Jahres-Sicherheitsstudie« zu Lantus. Dort sei gezeigt worden, »dass die Zahl der bösartigen Veränderungen von Zellgewebe geringer war als unter Humaninsulin«.[32] Um diese Äußerung einordnen zu können,

---

[32] *Express* 2009 (164), herausgegeben von Sanofi-Aventis.

muss man wissen, dass diese Studie durchgeführt wurde, um mögliche Veränderungen der Netzhaut im Auge zu überprüfen. Eine Aussage über ein mögliches Krebsrisiko ist mit dieser Studie nicht möglich – sie ist dafür zu klein, beide Vergleichsgruppen umfassten lediglich 500 Patienten. »Dies ist viel zu wenig, um Aussagen zur Krebssicherheit von Lantus zu belegen. Polemisch gesagt könnte man mit solchen Daten auch belegen, dass Rauchen nicht zu Lungenkrebs führt«, betont Sawicki. »Unter 3000 Patienten geht es nun wirklich nicht.«

Auch Prof. Gerhard Ehninger, Ärztlicher Direktor der Klinik für Hämatologie und Onkologie an der Uniklinik Dresden und Präsident der DGHO, meldet sich zu Wort, Lantus sei sicher, behauptet er. Da sind die Zulassungsbehörden vorsichtiger: Sie haben sich mittlerweile auf die Sprachregelung verständigt, dass weder die Sicherheit noch die Unsicherheit des Medikaments überzeugend belegt sei.[33] Sawicki und seine Mitautoren bekamen einen Fragenkatalog von der europäischen Zulassungsbehörde, mit der Bitte um eine nochmalige Auswertung der Daten. Die Fragen der Zulassungsbehörde wurden beantwortet, die Daten unter verschiedenen Gesichtspunkten nochmals geprüft – das Ergebnis war immer dasselbe, sagt Sawicki. Die neuen Auswertungen liegen jetzt in London bei der europäischen Zulassungsbehörde.

Die Zulassungsbehörden in Europa und in den USA planen nun, die Firma Sanofi-Aventis mit neuen Studien zu beauftragen. Doch bis die Ergebnisse dieser Nachuntersuchungen vorliegen, dürfte Lantus seine Patentlaufzeit

[33] Pressemitteilung EMA, 23. 7. 2009.

überschritten haben. Das exklusive Vermarktungsrecht für Lantus verliert Sanofi-Aventis im Jahr 2014.

Obwohl der G-BA der Nutzenbewertung des IQWiG folgt und Lantus aus dem Katalog der Krankenkassen ausschließt, weil das Medikament keinen Zusatznutzen hat, sondern nur Mehrkosten verursacht, fallen ausgerechnet die Krankenkassen dem IQWiG in den Rücken. Sie schließen so genannte Mehrkostenverträge mit dem Hersteller Sanofi-Aventis. Angefangen haben Ersatzkassen, allen voran die DAK. Damit geraten die übrigen Krankenkassen unter Druck, müssen nachziehen, um ihren Versicherten die Verordnung von Lantus auch zu ermöglichen. »Wirtschaftlichkeit von Lantus wird bestätigt – immer mehr Krankenkassen haben bereits Mehrwertverträge zu Lantus«, jubelt Sanofi-Aventis in einer Pressemitteilung. Auf der Internetseite aktualisiert Sanofi-Aventis täglich die Zahl der Krankenkassen, die solche Mehrkostenverträge unter dem Druck des Kassenwettbewerbs auch unterschreiben, im Sommer 2010 waren es 121. Die Krankenkassen ziehen plötzlich an einem Strang mit dem Hersteller – wo doch jedem Kassenchef klar sein müsste, dass bei diesen Verträgen nur Sanofi-Aventis gewinnen kann.

Diese Verträge basieren auf Beobachtungsstudien des Herstellers, also auf Studien, die nur eine mittlere oder niedrige Evidenzstufe vorweisen, anfällig für falsche Schlussfolgerungen sind und keinen wirklichen Beweischarakter haben. Aber Sanofi-Aventis stellt die Sache anders dar. »Wirtschaftlichkeit und Mehrnutzen durch Studien belegt«, propagiert der Konzern. Es zeigt sich angeblich, »dass der Einsatz von Lantus im Vergleich zu Humaninsu-

lin für die Krankenkassen keine Zusatzkosten verursacht«.[34]
Allerdings werden hier Äpfel mit Birnen verglichen. Denn
Diabetiker, die Lantus spritzen, sind im Durchschnitt deutlich jünger, müssen seltener ins Krankenhaus, sind insgesamt gesünder als Humaninsulin-Patienten. »Dies liegt
an der Vermarktungsstrategie für Lantus, die Therapie
wird im Verlauf des Diabetes früher begonnen, die Diabetiker erhalten zusätzlich Tabletten, verbrauchen also
auch weniger Blutzuckerteststreifen«, erläutert Sawicki.
Die Gruppen seien also nicht vergleichbar. »In so einem
Fall *muss* man adjustieren, das heißt, die Unterschiede zwischen den Patienten herausrechnen.«

In seiner eigenen Beobachtungsstudie zum Krebsverdacht bei Lantus habe er solche Adjustierungen vorge-
nommen – das sei ihm als »Taschenspielertrick« vorgehalten worden. »Aber in einer nicht randomisierten Studie
muss man die Gruppenunterschiede ausgleichen, das ist
internationaler Standard«, sagt Sawicki. »Dies könnte
natürlich auch Sanofi-Aventis bei der Wirtschaftlichkeits-
berechnung machen, aber dann würde sich für Lantus
wahrscheinlich kein Kostenvorteil ergeben.«

Ein Insider aus der Industrie, der mit Namen nicht genannt werden will, gibt ihm recht. »Wenn ich auf der anderen Seite wäre, würde ich diese Verträge zerpflücken«,
sagt er. »Die Studien sind meistens Modellierungen, die
die Unterschiede nicht berücksichtigen. Lantus bekommen
die jüngeren, gebildeteren Patienten, die glauben oder
deren Arzt glaubt, dass dies die moderne Therapie sei.«

[34] Vgl. Pressemitteilungen von Sanofi-Aventis, 23. 4. 2010 und
9. 7. 2010.

Und er fügt hinzu: »Sanofi-Aventis kann gar nicht verlieren, weil Ältere und weniger Gebildete eher Humaninsulin bekommen, und die machen auch häufiger Dosierungsfehler.« Der Industriemann mokiert sich darüber, dass »Krankenkassen und Pharma hier Hand in Hand marschieren«.

Irritiert ist auch der unparteiische Vorsitzende des G-BA Rainer Hess. Er kritisiert die Krankenkassen scharf. Die Studien, die der Hersteller vorgelegt habe, »genügen nicht den Anforderungen der evidenzbasierten Medizin«, haben also keinen Beweischarakter: »Im Ergebnis sind diese Studien des Herstellers für eine vergleichende Bewertung von Lantus und Humaninsulin nicht geeignet.« Klarer kann man es kaum sagen – doch immer mehr Krankenkassen schließen diese Verträge. Rainer Hess kann dagegen nicht vorgehen. Zuständig wären die Aufsichtsbehörden der Länder, und die halten still.

Das Bundesgesundheitsministerium stellt sich in diesem Konflikt hinter die Krankenkassen – und die Firma Sanofi-Aventis.

Merz und Memantin: Verzögerungstaktik

Am 30. November 2009 platzt Peter Sawicki der Kragen. »Sehr geehrter Herr Sauerbrey«, schreibt der IQWiG-Chef an den Leiter der Health Care Relations des Frankfurter Pharmaunternehmens Merz, »ich fordere Sie hiermit auf, Ihre Falschaussagen öffentlich richtigzustellen.« Der Ton ist ungewöhnlich barsch. Aber Merz hat dazu allen Anlass gegeben.

Seit fast vier Jahren spielt die Firma auf Zeit und weigert sich, vom IQWiG angeforderte Studiendaten herauszugeben. Es geht um den Verkaufsschlager des Unternehmens: Memantin heißt der Wirkstoff, Axura ist der Handelsname. Seit 2002 ist es zugelassen als Arzneimittel bei mittelschwerer und schwerer Alzheimer-Demenz. Beim hundertjährigen Jubiläum von Merz 2008 sorgt Memantin für Feierlaune. Die Rede ist vom besten Geschäftsjahr in der Firmengeschichte, und dieses Medikament, dessen Verordnungszahlen steigen, bringt den meisten Umsatz.[35]

Doch ob das Mittel auch den Patienten hilft – das sollte das IQWiG schon lange bewerten. Der Auftrag dazu kam am 22. Februar 2005 vom G-BA. Zu diesem Zeitpunkt wird Memantin von der Firma offensiv vermarktet, auf Workshops, Kongressen, in Medien und in Internetportalen, mit

[35] Vgl. *Ärzte Zeitung*, 28. 11. 2008.

Unterstützung von Professoren, die Rang und Namen haben. Memantin, so heißt es, verbessere das Erinnerungsvermögen, die Alltagskompetenz und die Lebensqualität. Mit Memantin lasse sich die Unterbringung von Demenzkranken in einem Pflegeheim hinausschieben.

Die IQWiG-Wissenschaftler beginnen mit ihrer Arbeit, suchen nach Studien, die diese Versprechen belegen. Bei ihrer Recherche in den zugänglichen Datenbanken finden sie eine ganze Reihe veröffentlichter Arbeiten – aber auch Hinweise darauf, dass die Firma Daten unter Verschluss hält. Im Jahr 2006 beginnt ein Briefwechsel mit der Firma Merz, der sich über vier Jahre hinziehen wird und Sawicki und seine Mitarbeiter fast verzweifeln lässt. Denn wie soll das Institut den Nutzen eines Medikaments bewerten, wenn Daten fehlen?

Schon auf die erste Nachfrage des IQWiG antwortet die Firma mit Ausflüchten. »Wir bitten Sie um Verständnis, dass wir komplette Studienberichte nur an Zulassungsbehörden weiterleiten dürfen«, schreibt Günther Sauerbrey am 24. März 2006. Das ist eine merkwürdige Auslegung: die Firma *darf* zwar all ihre Daten dem IQWiG übermitteln, sie *muss* es nur nicht – und genau darin liegt das Problem. Das IQWiG ist auf den guten Willen der Pharmaindustrie angewiesen, denn der Gesetzgeber hat die Firmen nicht dazu verpflichtet, die Studien vollständig vorzulegen. Sie können, indem sie die Weitergabe verzögern, die Nutzenbewertung zumindest für eine bestimmte Zeit aufhalten. Und jeder Tag der Verzögerung bedeutet möglicherweise bares Geld, da die Medikamente ja bereits auf dem Markt sind.

Schon oft hat das IQWiG die Firma Merz angeschrieben, als am 20. November 2009 Peter Sawicki in Köln auf der alljährlichen Medizinrechtstagung einen Vortrag hält. Im Publikum sitzt auch Günther Sauerbrey. Sawicki berichtet, wie viel Aufwand erforderlich ist und wie viel Zeit ins Land geht, bis sich mancher Hersteller zur Herausgabe der Daten bequemt. Als Beispiel nennt Sawicki unter anderem die Firma Merz.

Sauerbrey meldet sich zu Wort. Er hat keine Skrupel, in aller Öffentlichkeit das Gegenteil zu behaupten. Die Firma Merz habe dem IQWiG alle Studienberichte zur Verfügung gestellt, erklärt er dem Publikum. Nach dieser Äußerung ist für Sawicki das Maß überschritten, er verlangt von Sauerbrey eine öffentliche Richtigstellung.

Tatsächlich hat der Konzern das IQWiG mit immer neuen Ausflüchten vertröstet. Zwischenzeitlich, am 7. März 2007, stellt Merz immerhin in Aussicht: »die von Ihnen erbetenen weitergehenden Informationen zu Memantin werden wir Ihnen wahrscheinlich bis Monatsende zur Verfügung stellen«. Doch bereits eine Woche später, am 15. März 2007, macht sie wieder einen Rückzieher: »Zu beiden Studien existieren noch keine (Voll)Publikationen«, heißt es jetzt wieder, und für eine Studie – sie hat die Nummer MD22 – »liegt uns bisher auch kein integrierter Abschlussbericht vor«. Und weiter: »Da eine Erstveröffentlichung der Studiendaten von japanischer Seite für diesen Herbst vorgesehen ist, können wir im Augenblick nicht absehen, ob bereits vorher zusätzliche Daten durch uns weitergegeben werden können.«

Wieder gehen Briefe hin und her, und wieder vergeht ein Jahr. Am 15. Februar 2008 bekräftigt Günther Sauerbrey erneut, der Bericht der Studie – es geht wieder um die mit der Nummer MD22 – »liegt uns leider derzeit noch nicht final vor«. Und auch der japanische Lizenznehmer von Memantin kommt wieder ins Spiel: der lege Wert darauf, »dass der Bericht zur Studie [das ist jetzt die mit der Nummer IE201] vertraulich bleibt«.

Seit zwei Jahren bemühen sich die IQWiG-Wissenschaftler nun schon um vollständige Daten. Sawicki hat derartige Verzögerungstaktiken häufig kritisiert – doch die SPD-Gesundheitsministerin Ulla Schmidt unternimmt nichts, um die Hersteller zur Herausgabe ihrer Daten zu verpflichten.

Wieder vergeht ein Jahr. Am 7. Januar 2009 behauptet Merz, der Bericht zur MD22 werde »leider nicht vor dem 2. Quartal 2009 fertiggestellt«. Bereits drei Wochen später, am 27. Januar, will Sauerbrey keinen konkreten Termin mehr nennen. Vor der »Finalisierung des Berichts« könnten die Daten nicht freigegeben werden.

Das ist nur ein Ausschnitt einer endlos währenden Korrespondenz. Währenddessen konnte Merz ihr umsatzstärkstes Medikament weiterhin ungestört vermarkten.

Sawicki und seine Mitarbeiter entschließen sich letztlich dazu, sich nicht länger hinhalten zu lassen und die Nutzenbewertung abzuschließen – trotz der noch ausstehenden Studien. Am 10. September 2009 erscheint der Abschlussbericht. »Es gibt keine wissenschaftlichen Belege, dass Patienten mit einer mittelschweren oder schweren Alzheimer-Demenz von Medikamenten profitieren, die den Wirkstoff Memantin enthalten«, lautet das Fazit des Instituts. Die Studien des Herstellers zeigten zwar »minimale Unterschiede« bei der »Kognition«, also beim Erinnerungsvermögen, und auch bei den alltagspraktischen Fähigkeiten. Aber für andere Versprechen, also für eine bessere Lebensqualität oder auch für eine verzögerte Einweisung ins Pflegeheim, finden sich keine verwertbaren Belege. Studien mit 2000 Patienten sind in die Bewertung eingeflossen – aber die Untersuchungen an 580 Studienteilnehmern fehlen noch. Immerhin hat Memantin nach allem, was man weiß, wenig Nebenwirkungen. »Nutzt nichts, schadet aber nicht, kostet viel«, sagt Sawicki.

Merz reagiert sofort und mobilisiert Berufsverbände, Fachgesellschaften und treu verbundene Professoren. Eine Phalanx von Kritikern baut sich auf, kritisiert die Methoden, stellt das Institut in die Ecke der Außenseiter und kalten Sparkommissare. »Mit seinen Berichten brüskiert das IQWiG die gesamte in Deutschland vorhandene Demenz-Expertise«, schreibt die pharmaabhängige *Ärzte Zeitung*.[36]

Insbesondere Prof. Lutz Frölich, Leiter der Gerontopsychiatrie im Mannheimer Institut für Seelische Gesundheit, das zum »Kompetenznetzwerk Demenz« gehört, tritt in dieser Diskussion als vehementer Gegner des IQWiG auf. Der Gerontopsychiater leitet zusammen mit der Berliner Professorin Isabelle Heuser von der Charité den vom Bundesministerium für Bildung und Forschung geförderten Forschungsschwerpunkt »Medikamentöse Therapiestudien« im »Kompetenznetzwerk Demenz«.

Seit der Zulassung von Memantin tritt Frölich häufig auf Veranstaltungen auf, die von Merz gesponsert sind. Schon Ende Januar 2003, auf dem »Zukunftsforum Demenz«, einer Initiative von Merz, verkündet Frölich, es gebe »keinen Platz für einen therapeutischen Nihilismus«.

---

[36] *Ärzte Zeitung*, 25. 9. 2009 und 9. 4. 2010.

Zur Therapie der Alzheimer-Demenz stünden wirksame Medikamente zur Verfügung. Memantin habe bei höhergradiger Demenz »Effekte« auf kognitive Funktionen, Antrieb und Motorik, Aktivitäten des täglichen Lebens. Anziehen und Toilettengang könnten selbstständiger gestaltet werden. In einer Studie über 28 Wochen sei der Betreuungsbedarf gesunken, die Rate der Heimunterbringung reduziert worden. Und: Memantin verfüge über ein Wirkprinzip, das einzigartig sei.

Gleich nach dem Erscheinen des Abschlussberichts des IQWiG zeigt sich Lutz Frölich beharrlich: Experten aus 32 Gesellschaften und Berufsverbänden hätten gemeinsam eine »Leitlinie« erstellt, an der sich die behandelnden Ärzte in Praxen und im Krankenhaus orientieren. In dieser »Demenz-Leitlinie« wird ausdrücklich empfohlen, Memantin zu verordnen. »Memantin ist wirksam auf die Kognition, Alltagsfunktion und den klinischen Gesamteindruck«, heißt es. Und diese Empfehlung basiere auf der höchsten Evidenzstufe.[37]

Was die Experten mit ihrer Kritik an der Bewertung des IQWiG unterschlagen, ist der Unterschied zwischen *Wirksamkeit* und *Nutzen*. Medikamente oder Therapien, die wirksam sind, nutzen den Patienten nicht zwangsläufig. Dieser Unterschied ist von enormer Bedeutung – nicht zuletzt deshalb wurde das IQWiG 2004 gegründet.

Wie misst man überhaupt die Wirkung eines Mittels gegen Alzheimer-Demenz? Zunächst ist wichtig zu wissen, dass Memantin-Patienten in den meisten Studien nur mit Patienten verglichen wurden, die Zuckerpillen be-

---

[37] Vgl. *Ärzte Zeitung*, 9. 4. 2010.

kamen – also ein Placebo. Es gab keine Vergleiche mit Patientengruppen, die eine besondere Zuwendung erhielten, regelmäßige Gedächtnisschulungen erfuhren oder deren alltagspraktische Kompetenz auf anderem Wege gestärkt wurde.

Um die Wirkung von Memantin zu bestimmen, wurden die Patienten und ihre Angehörigen befragt, ob sich an der Krankheit etwas verändert hat und ob der Alltag besser bewältigt werden kann. Dazu hatten die Studienärzte Fragebögen zur Verfügung, mit einer Skala, auf der sie Verbesserungen oder Verschlechterungen mit Punkten bewerten sollten. Bei der Auswertung dieser Punkteskalen zeigte sich, dass Memantin tatsächlich einen Effekt hat – das stellen auch die Forscher des IQWiG nicht in Frage. Doch sie lassen es nicht dabei bewenden, schauen genauer hin und sehen, dass die Wirkung auf das Erinnerungsvermögen oder auf die alltagspraktische Kompetenz »minimal« ist, dass sich die Punkte auf der Skala zwar verschieben, dass es sich jedoch nur um sehr kleine Veränderungen handelt. »Die Effekte sind so klein, dass es unklar ist, ob Demenzkranke das als Vorteil wahrnehmen«, so die Schlussfolgerung der IQWiG-Wissenschaftler.[38]

Was das bedeutet, lässt sich anhand eines einfachen Vergleichs erklären: Wenn die Temperatur in einem Zimmer um 0,5 Grad steigt, dann kann man das zwar messen, aber man spürt das nicht. Kein Zimmerinsasse hätte von einem so minimalen Temperaturanstieg einen Vorteil, ja, er würde ihn wahrscheinlich nicht einmal bemerken.

Auch die Unterschiede in der kognitiven Leistungs-

[38] Vgl. IQWiG-Berichte 2010 (74).

fähigkeit, die als Wirkung für Memantin gemessen wurden, waren sehr klein. »Wir sehen einen Unterschied, wir sehen eine Wirkung, aber die ist so klein, dass wir die Frage nach der Relevanz für die Patienten stellen müssen«, erklärt Sawicki.

Um die Relevanz zu bewerten, wendet das IQWiG die weltweit gebräuchliche Methode »Cohen's d« an. Das Institut fragt zudem während der Bewertung nach Vorschlägen für andere Methoden und diskutiert diese mit Wissenschaftlern aus Unternehmen und Fachgesellschaften öffentlich. Letztendlich war die Notwendigkeit, die Relevanz von Effekten zu bewerten, unstrittig. Über die besten Methoden dafür wird weiter intensiv diskutiert.

Anfang 2010 übermittelt Merz schließlich doch noch weitere Studienberichte und Daten an den G-BA. Ob nun der negative Abschlussbericht oder die Aussicht, dass der Patentschutz zu Memantin in zwei Jahren verfällt, ein Umdenken bei Merz in Gang gesetzt hat, ist nicht zu klären. Das Arzneimittel ist nun acht Jahre auf dem Markt, und das exklusive Vermarktungsrecht der Firma Merz an Memantin läuft 2012 aus.

Bei der Durchsicht der Berichte stellte sich heraus, dass die Studie mit der Nummer MD22, die angeblich in den ganzen vier Jahren auf ihre »finale« Analyse wartete, schon im Jahr 2006 ausgewertet worden war – das ergab sich jedenfalls aus den Zeitstempeln, die sich auf den 2010 übermittelten Tabellen befinden.[39]

Merz-Vorstand Dr. Martin Zügel erhoffte sich eine Änderung des Abschlussberichts. Das IQWiG solle bei der

---

[39] Vgl. »Memantin bei Alzheimer-Demenz«, IQWiG-Berichte 2010 (74).

Nutzenbewertung insbesondere die so genannten Responderanalysen berücksichtigen, verlangte der Merz-Chef. Dort werden die Demenzkranken, die auf das Medikament angesprochen haben, genauer betrachtet. Solche Aufbereitungen der Daten hatte das IQWiG immer wieder angemahnt – zuletzt öffentlich, in einer Pressemitteilung im September 2009.

Aber auch die »Responderanalysen« seien methodisch nicht sauber. Wegen einer selektiven Studienauswahl, Widersprüchen in den Daten und einer inadäquaten statistischen Auswertung könnten diese Analysen den Stellenwert von Memantin erneut nicht abschließend klären, heißt es in einer Pressemitteilung.[40] Und: »Auf dieser Basis wurde die Nutzenbewertung nicht verändert.« Dennoch halten es die Wissenschaftler im IQWiG für möglich, dass Memantin einen Nutzen zeigen könnte – wenn die Firma Merz ihre Daten ordentlich auswerten würde. Eine mit sauberen Methoden durchgeführte »Responderanalyse« sei wünschenswert, schreiben sie, ein erneuter Anlauf nach mittlerweile viereinhalb Jahren. Sawicki begründet diese Überlegung so: »Für den Bereich der kognitiven Leistungsfähigkeit haben wir in einer vom IQWiG ausgewerteten Responderanalyse einen Nutzen gesehen« – der könne ›echt‹ sein, vielleicht aber auch nur mit der selektiven Studienauswahl zusammenhängen«.

Sawicki fragt sich, ob Merz als mittelständisches Unternehmen nicht über ausreichend wissenschaftliche Kompetenz verfügt – oder ob die langjährige Blockadehaltung doch andere Gründe hatte. »Jede Nachfrage nach Daten

---

[40] Vgl. Pressemitteilung des IQWiG, 2. 8. 2010.

hat man in der Frankfurter Unternehmenszentrale immer als Bedrohung gesehen«, sagt er. Bei Merz und vielen anderen Firmen sei man den Umgang mit dem Institut, mit Transparenz und der Anforderung von evidenzbasierten Studien, nicht gewohnt.

Auch Sawicki hat sich die von Merz nachgelieferten Daten genau angeschaut. Auch er sagt, »ich vermute da etwas«, doch aufgrund der vorliegenden Daten könne man nicht sicher sein. »Wenn da doch etwas wäre, wäre das schlecht für die Patienten, wenn Memantin jetzt aus dem Katalog der Krankenkassen gestrichen würde, denn Memantin hat kaum Nebenwirkungen – anders als die übrigen Arzneimittel, die bei Demenz verordnet werden.«

In einem anderen Fall hielt die Firma Pfizer Studien deshalb zurück, weil die sie negativ waren – das Medikament hatte sich nicht als wirksam erwiesen. Es war Reboxetin, ein Mittel gegen Depressionen. Auch mit Pfizer zog sich ein langer Briefwechsel hin, wieder wurde das IQWiG vertröstet – wenn auch nicht ganz so lange wie von der Firma Merz. Als die restlichen Studiendaten dann doch übersandt wurden, war klar, warum Pfizer so zurückhaltend war. Die Ergebnisse dieser Studien waren negativ – mit anderen Worten: der Nutzen des Medikaments ist nicht belegt, wenn alle, auch die unveröffentlichten Studiendaten in die Bewertung einfließen. Die Empfehlung für Reboxetin wurde aus der Leitlinie der Fachgesellschaft schließlich auf Basis des IQWiG-Berichts herausgenommen.

Vielleicht war Merz juristisch schlecht beraten, als die Firma auf diese vermeintliche Verzögerungsstrategie setzte.

Vielleicht hat sich die Firma damit ins eigene Fleisch geschnitten. Vielleicht hat Merz die Verzögerungstaktik bewusst gewählt, um auf Nummer sicher zu gehen, um Zeit zu gewinnen und den »Blockbuster« bis zum Ende der Patentlaufzeit sicher vermarkten zu können.

Mission Sartane – »Das Bessere ist der Feind des Guten«[41]

Zweifel haben hier keinen Platz, die verkündeten Zahlen scheinen überzeugend. »Die Entwicklung effektiver Medikamente zur Behandlung von Bluthochdruck ist eine Erfolgsgeschichte der Medizin«, berichtet Prof. Thomas Unger, Direktor für Herz-Kreislauf-Forschung am Institut für Pharmakologie und Toxikologie der Charité Berlin. Er belegt seine Aussage mit eindrucksvollen Vergleichen. 1939 seien achtzig Prozent der Patienten mit Bluthochdruck innerhalb eines Jahres gestorben, nach fünf Jahren seien alle tot gewesen. Heute liege die Fünf-Jahres-Sterblichkeit unter zwanzig Prozent. Maßgeblichen Anteil daran habe die Entwicklung der Sartane. Sie seien »praktisch frei von unerwünschten Wirkungen und in hohen Dosen gut verträglich«, schwärmt Thomas Unger im Dezember 2009.[42] Sartane gehören zu den neuesten und teuersten blutdrucksenkenden Arzneimitteln.

Thomas Unger ist ein netter, väterlich wirkender Professor mit Brille und Bart, dem es schwerfällt, nicht immer wieder in Medizinerlatein zu verfallen. Statt Bluthochdruck spricht er von Hypertonie, medizinische Fachausdrücke sind sein Alltag.

[41] Zitat Prof. Thomas Unger, aus: Pressemitteilung Bayer Vital, 22. 2. 2010.
[42] *Ärzte Zeitung* online, 30. 12. 2009.

Im Auftrag verschiedener Hersteller wirkt Thomas Unger seit Jahren an Arzneimittelstudien mit, die Wirksamkeit und Überlegenheit der Sartane belegen sollen. Dass er dabei für unterschiedliche Konzerne arbeitet, hält er für ein Zeichen seiner Unabhängigkeit als Wissenschaftler und Mediziner.

Sartane sind eine Weiterentwicklung der so genannten ACE-Hemmer. Solange diese noch unter Patentschutz standen, wurde an einem Nachfolgemedikament geforscht, und tatsächlich gelang es den Firmen, ein solches, nämlich die Sartane, rechtzeitig auf den Markt zu bringen, noch bevor Generikafirmen die ACE-Hemmer deutlich billiger anbieten. Die Sartane kosten hingegen viel Geld. In der preiswertesten Variante waren sie 2009 immer noch mehr als siebenmal teurer als der kostengünstigste ACE-Hemmer.[43]

Unger und andere Wissenschaftler werden nicht müde, die immergleiche Botschaft über die Sartane zu verbreiten: Sie senkten den Blutdruck und schützten Patienten vor den Folgeerkrankungen des Bluthochdrucks, etwa vor Herzinfarkt, insbesondere Patienten mit Typ-2-Diabetes. Sie hätten praktisch keine Nebenwirkungen und seien gut verträglich. All das hört man immer wieder auf Kongressen und Symposien, die von Pharmakonzernen wie Boehringer Ingelheim, Bayer HealthCare, aber auch von Berlin-Chemie, Takeda Pharma, Bristol-Myers Squibb und Sanofi-Aventis ausgerichtet oder mitfinanziert werden.

Thomas Unger ist auch auf einem Presseseminar in Hamburg zugegen, als Bayer im April 2003 den neuen Blutdrucksenker Telmisartan vorstellt. »Die Sartane ge-

---

[43] Schwabe, Paffrath (Hg.): *Arzneiverordnungsreport*. Heidelberg 2010.

hören inzwischen zu den Medikamenten der ersten Wahl bei der Therapie von Hypertonie«, lässt Bayer vermelden. Und Thomas Unger hebt es wegen seiner pharmakologischen Eigenschaften hervor. Es zeige eine starke und gleichzeitig lang anhaltende Blutdrucksenkung, habe die längste Pharmahalbwertzeit und löse sich nur langsam vom Rezeptor ab. »Die so genannte off-time ist größer als bei anderen Sartanen«, wird der Berliner Forscher zitiert.[44]

Ob Sartane allerdings Patienten mit Bluthochdruck besser schützen als die deutlich preiswerteren ACE-Hemmer, ist längst nicht geklärt. Für Unger offenbar schon: Auch ACE-Hemmer seien gegen starke Widerstände eingeführt worden, schreibt er im Herbst 2006, sie hätten sich später dennoch als wirksam erwiesen. Jetzt richte sich das Augenmerk auf Sartane, und Unger fragt rhetorisch: Kann man von den Sartanen anstelle der ACE-Hemmer wirklich eine Innovation erwarten?

»Die Antwort lautet eindeutig: Ja.« Allein schon deshalb, weil diese Substanzen »generell bei gleicher oder sogar stärkerer und längerer anithypertensiver (blutdrucksenkender) Wirkung […] praktisch nebenwirkungsfrei sind«. Die Pharmafirmen hätten »in einer bislang beispiellosen Serie von Endpunktstudien in kürzester Zeit den Beweis erbracht«, dass Sartane allen »herkömmlichen kardiovaskulären (Herz-Kreislauf-)Arzneimitteln einschließlich der ACE-Hemmer in Bezug auf eine Reihe von Indikationen ebenbürtig oder gar überlegen sind.«[45]

---

44 Neues Antihypertensivum von Bayer Vital. Presseinformation zum 27. Bayer Pharma Presseseminar am 3. 4. 2003 in Hamburg.
45 *Ärzte Zeitung*, 5. 10. 2006.

Zwei Jahre später, Ende März 2008, stellen Boehringer Ingelheim und Bayer HealthCare – beide Firmen vermarkten den Wirkstoff Telmisartan – auf einem Kongress in den USA die Ergebnisse der ONTARGET-Studie vor. In dieser randomisierten, kontrollierten Studie mit mehr als 25 000 Patienten wurden zwei Blutdrucksenker, ein ACE-Hemmer und Telmisartan, miteinander verglichen. Der Wirkstoff Telmisartan biete Herz-Kreislauf-Patienten den *gleichen* Schutz wie die Behandlung mit dem ACE-Hemmer Ramipril, kommentieren die Unternehmen die Ergebnisse der Studie. Auch anlässlich eines Symposiums in Riga spricht Bayer HealthCare von einer »vergleichbaren Wirksamkeit«, hingegen nicht von einer Innovation oder Überlegenheit.[46]

Im November 2009 erteilt die Europäische Zulassungskommission Telmisartan eine erweiterte Zulassung – dieses Sartan senkt angeblich nicht nur den Blutdruck, sondern schützt auch die Gefäße. Während einer Tagung der Deutschen Hochdruckliga Ende 2009 in Lübeck erklärt Unger auf einem Symposium von Bayer Vital, das Telmisartan sei das einzige Sartan, für das »eine blutdrucksenkende, gefäßprotektive Wirksamkeit in einer Endpunktstudie belegt wurde.«[47] Hersteller Bayer HealthCare verkündet, Telmisartan könne jetzt (wie übrigens genauso das deutlich preiswertere Ramipril) auch bei schweren kardiovaslulären Grunderkrankungen[48] – etwa nach einem Schlaganfall –

---

[46] »Telmisartan – setting a new standard«, Pressemitteilung von Bayer HealthCare, 22. 2. 2010.

[47] Pressemitteilung Bayer Vital, 1. 12. 2009.

[48] KHK, Schlaganfall, periphere arterielle Verschlusskrankheit sowie bei Typ-2-Diabetikern mit nachweisbaren Endorganschäden.

zur »Senkung der kardiovaskulären Morbidität« verordnet werden – auch ohne begleitenden Bluthochdruck.[49]

Prof. Manfred Anlauf, Mitglied der Arzneimittelkommission der deutschen Ärzteschaft, beurteilt die Aussage von Bayer als eine »kaum zu rechtfertigende Schlussfolgerung aus den Studien, die zur Zulassungserweiterung geführt hat«. Die Firma habe die erweiterte Zulassung für dieses Sartan eigentlich über einen »Analogieschluss« bekommen – wirklich nachgewiesen sei dieser Vorteil in den Studien nicht. »Alle Hoffnungen auf eine Überlegenheit dieser Substanzgruppe – die Organschäden als Folge des Bluthochdrucks besser zu verhindern als ACE-Hemmer – blieben unerfüllt«, sagt Anlauf. Sartane seien »zurzeit vor allem Ersatzpräparate bei Nebenwirkungen unter ACE-Hemmern«.[50] Das trifft aber nur auf eine kleine Gruppe von Patienten zu – etwa 15 Prozent leiden unter dem so gennanten »ACE-Husten«.

Doch Sartane werden nicht nur als Ersatz verordnet, wenn bei ACE-Hemmern Nebenwirkungen auftreten. Sie haben einen wesentlich höheren Marktanteil – fast jeder vierte Patient mit Bluthochdruck in Deutschland bekommt Sartane wie Telmisartan verordnet, Medikamente, die wesentlich teurer sind, aber erwiesenermaßen keinen größeren Nutzen haben. Das zeigt, wie effektiv die Firmen arbeiten, mit Hilfe ihrer Pharmareferenten, aber auch mit Unterstützung der Meinungsbildner, die nicht nur über die Leitlinien, sondern auch durch Fortbildung von Ärzten einen großen Einfluss ausüben.

---

[49] Pressemitteilung Bayer Vital, 22. 2. 2010.
[50] MMW, Fortschritte der Medizin, Oktober 2010.

»Sartanisch gut« – so preisen die Firmen dieses neue Arzneimittel bei der Markteinführung an. Etwas nüchterner bleibt das IQWiG, als es am 21. Februar 2007 einen Vorbericht zur vergleichenden Nutzenbewertung der fünf verschiedenen Wirkstoffe zur Blutdrucksenkung veröffentlicht. Das Fazit ist eindeutig: Unter den fünf verschiedenen Wirkstoffen – Diuretika, Betablocker, Kalziumantagonisten, ACE-Hemmer und Sartane – seien die Diuretika keiner anderen Gruppe unterlegen – die Studien zeigten für die Gruppe der Diuretika sogar einen Vorteil im Hinblick auf die Gesamtsterblichkeit, Herzinfarkt oder Schlaganfall.[51] Mit anderen Worten: Bei den Diuretika sei am besten belegt, dass sie vor den Folgeerkrankungen des Hochdrucks wirklich schützen. »Sofern keine guten Gründe dagegen sprechen, sollten Diuretika erste Wahl sein«, schlussfolgert Sawicki. Gegen ihren Einsatz sprächen allenfalls eine eingeschränkte Nierenfunktion, Unverträglichkeit oder ein sehr hoher Blutdruck, der eine Therapie mit zwei Arzneimitteln notwendig mache.[52]

Die ältesten Blutdrucksenker sollen also besser vor den Folgekrankheiten des Bluthochdrucks schützen als viele neuere und teurere Wirkstoffe? Scheuen die Hersteller deshalb den direkten Vergleich zwischen Sartanen und Diuretika? Solche Vergleichsstudien liegen nicht vor – auch das bemängelt der Bericht des IQWiG. Bereits die ACE-Hemmer schnitten schlechter ab als die Diuretika, und Peter Sawicki vermutet: »Für Sartane war wahrscheinlich

---

[51] Presseberichte IQWiG, 21. 2. 2007 und 18. 9. 2008.
[52] *Berliner Zeitung*, 20. 4. 2007.

ein ähnliches Ergebnis befürchtet worden, da hat man dann lieber erst gar keine Studien gemacht.«

Die Fachgesellschaft, die Hochdruckliga, hat am Vorbericht viel auszusetzen. In der *Ärzte Zeitung* schreibt Unger, der Bericht habe »eklatante Mängel« und stünde im Widerspruch zu den Empfehlungen deutscher und europäischer Fachgesellschaften, der IQWiG-Bericht sei »ein Rückschritt in die Zwei-Klassen-Medizin«. Die *Ärzte Zeitung* erscheint täglich und ist wirtschaftlich stark abhängig von Anzeigen der Pharmaindustrie.[53]

Die Ergebnisse des IQWiG ähneln den Erkenntnissen der schon 2003 publizierten ALLHAT-Studie, eine große, unabhängige Untersuchung mit über 40 000 Patienten, finanziert vor allem durch öffentliche Mittel. Auch in ihr zeigte das Diuretikum »Chlorthalidon« den größten Nutzen bei der Blutdruckbehandlung – »ein Arzneimittel, das in Deutschland leider viel zu selten verschrieben wird«, so Anlauf. Allerdings konnten Sartane in der ALLHAT-Studie noch nicht untersucht werden.

Unger vertritt gegenüber der ALLHAT-Studie eine strikte Meinung: »Es gibt keine groß angelegte Hypertoniestudie der vergangenen zehn Jahre, die aufgrund methodischer und exekutorischer Mängel international mit Recht so sehr kritisiert worden ist wie ALLHAT.« Ihr Ergebnis könne nicht überraschen. »Schon in den amerikanischen Bemühungen gesundheitspolitisch einflussreicher Gruppen, die Diuretika in den Sattel der Ersttherapie des Bluthochdrucks zu hieven, wurde klar, dass wissenschaftliche Erkenntnis an dieser Stelle nur zweitrangig war«, behauptet er. »In erster

---

[53] *Ärzte Zeitung*, 2. 3. 2007.

Linie sollte es um eine vordergründige, vermeintliche Kostenersparnis gehen.«[54]

Ein Vorwurf von Kritikern lautet: Durch den hohen Anteil von »schwarzen« Hypertonikern könne das Ergebnis nicht auf »weiße« Bluthochdruckpatienten in Europa übertragen werden. Sawicki ordnet den Stellenwert ganz anders ein: »Die ALLHAT-Studie ist eine der methodisch am besten durchgeführten Untersuchungen bei Bluthochdruck.« Methodische Mängel liegen seiner Ansicht nach nicht vor. »Sie [die Studie] wurde auch getrennt bei Schwarzen und Weißen ausgewertet. Der Vorteil der Diuretika zeigte sich auch bei weißen Hypertonikern«, so Sawicki.[55]

Häufig stützt sich die Arzneimittelkommission der deutschen Ärzteschaft (AkdÄ) auf Berichte des IQWiG – von der vorläufigen Nutzenbewertung der Hochdrucksenker rückt die Kommission diesmal allerdings ab. Wichtige Studien und Fragestellungen seien außen vor geblieben, die Schlussfolgerungen – Diuretika als Mittel erster Wahl – seien »nicht angemessen«. Bei Berücksichtigung der Kritikpunkte wären »neue Erkenntnisse durchaus zu erwarten gewesen«.[56] Allerdings hält auch die Arzneimittelkommission die Wirkung der Sartane für völlig überschätzt und das Verordnungsverhalten der Ärzte für falsch.

Das IQWiG überarbeitet einen Vorbericht, prüft Stellungnahmen, lädt ein zu einer wissenschaftlichen Anhörung. Am 16. September 2009 erscheint der Abschlussbericht,

---

[54] *Ärzte Zeitung*, 2. 3. 2007.
[55] *MMW, Fortschritte der Medizin*, Oktober 2007.
[56] Stellungnahme der Arzneimittelkommission der deutschen Ärzteschaft, 17. 10. 2008.

die bislang umfangreichste Bewertung von Medikamenten gegen Bluthochdruck in Deutschland.

Die Grundaussage ist gleich geblieben: Der Nutzen der Diuretika sei am besten belegt. Daher seien sie die Mittel der ersten Wahl. Eine Überlegenheit der deutlich teureren Sartane hätten die Hersteller in ihren eigenen Studien nicht beweisen können. Allenfalls für kleine Patientengruppen könnten Sartane Vorteile haben.

Dass das Medikament trotzdem ein großer Erfolg wurde, haben die Firmen auch der Fachgesellschaft, der Hochdruckliga, zu verdanken. Und Meinungsbildnern wie Thomas Unger. In den »Leitlinien« der Gesellschaft, an denen sich viele Haus- und Fachärzte orientieren, werden die Sartane als Mittel der ersten Wahl empfohlen.

Sartane geraten aber nicht nur von Seiten des IQWiG in die Kritik. Die Kassenärztliche Vereinigung Hamburg warnt ihre niedergelassenen Ärzte ausdrücklich davor, die neuen Arzneimittel zu häufig zu verordnen. »Sartane nur in Ausnahmefällen indiziert«, schreibt die Hamburger Körperschaft im Februar 2008. Die neu erschienene ONTARGET-Studie – Thomas Unger war selbst an dieser klinischen Studie beteiligt – habe zwei Ergebnisse gebracht, die auch für die Hausarztpraxis von Bedeutung sei: »Zum einen ist eine Kombination aus ACE-Hemmer und Sartan eher ungünstiger als die jeweilige Einzelsubstanz und zum anderen sind Sartane nicht besser als die deutlich preiswerteren ACE-Hemmer.«[57]

Eine gemeinsame Arbeitsgruppe der Krankenkassen und der Kassenärztlichen Vereinigung Westfalen-Lippe

[57] *KVH Aktuell*, 2/2008.

verweist sogar auf ein »numerisch höheres Sterblichkeits-risiko« bei der Kombinationstherapie (Sartane + ACE-Hemmer). Trotzdem würden die Präparate fleißig ver-ordnet. Allein 11,5 Prozent aller Patienten hätten Sartane im Rahmen einer Kombinationstherapie erhalten. Da ein »zusätzlicher Nutzen« der Kombinationstherapie nicht belegt sei und »eher deutliche Hinweise auf ein Schädi-gungspotenzial« vorlägen, solle die Indikation je Einzelfall »streng geprüft« werden, heißt es in der Mitteilung im April 2010. Auch der Heidelberger Pharmakologe Ulrich Schwabe, Herausgeber des jährlich erscheinenden *Arznei-verordnungs-Reports*, warnt vor Kombinationen aus Sartanen und der Vorgängersubstanz, verweist ebenso auf die damit verbundene Gefahr erhöhter Sterblichkeit.

Allerdings haben Diuretika – wie alle Arzneimittel – auch Nebenwirkungen. So kommt es bei einer Therapie mit Diu-retika in einzelnen Fällen zu einer leichten Erhöhung des Blutzuckers. Doch diese Erhöhung des Blutzuckers ist laut IQWiG-Bericht unbedeutend – »klinisch nicht relevant«. Die höheren Blutzuckerwerte seien zwar im Labor mess-bar, aber sie wirkten sich nicht nachteilig für die Patienten aus. In den Studien zeigten sich die typischen Folgeerkran-kungen der Diabetes nicht – keine Zunahme von Amputa-tionen, keine höhere Sterblichkeit. In einer Studie wurden Patienten, die mit Diuretika behandelt wurden, immerhin zehn Jahre lang beobachtet – die Folgekomplikationen des Diabetes blieben aus.[58]

---

[58] IQWiG: »Abschlussbericht Vergleichende Nutzenbewertung ver-schiedener antihypertensiver Wirkstoffgruppen als Therapie der ersten Wahl bei Patienten mit essentieller Hypertonie«, S. 199–200.

Dennoch sind die höheren Blutzuckerwerte unter Diuretika eine Steilvorlage für Unger: Man müsse Mittel einsetzen, die Diabetes nicht induzieren, sondern verhindern. Das sei in »Köln offensichtlich noch nicht angekommen«.[59] Und zur ALLHAT-Studie sagt Unger: »In der Tat hat diese Studie, wenn irgendetwas, lediglich bestärkt, was wir schon seit langem wussten. Dass nämlich Diuretika, wenn in der Bluthochdrucktherapie über längere Zeiträume in hohen Dosen eingesetzt, das Risiko für Diabetes mellitus signifikant erhöhen – ganz zu schweigen von anderen Problemen wie Hypokaliämie, Gichtanfälligkeit und Impotenz.« Tatsächlich vertragen 95 Prozent der Patienten die Diuretika gut – bei drei Prozent zeigte sich, im Vergleich zu Zuckerpillen, Impotenz als Nebenwirkung. Auch Gicht tritt in seltenen Fällen auf. Zugleich ist durch viele Studien belegt, dass Diuretika Bluthochdruckpatienten besser als alle anderen Blutdrucksenker vor Schlaganfällen und Herzinfarkten schützen, so Sawicki. Aus diesem Grund würde er auch Diabetikern und diabetesgefährdeten Patienten Diuretika verordnen. Die selten beobachtete Erhöhung des Blutzuckerwerts könne man leichter behandeln als Infarkte oder Schlaganfälle, so seine Argumentation.[60]

Diese Aussage – kein höheres Risiko – gelte vermutlich nur für ältere und nicht für jüngere Patienten, rückt Anlauf etwas von Sawicki ab. Hier sei die Datenlage schlecht. Fehlende Evidenz dürfe nicht gleichgesetzt werden mit einem nicht erhöhten Risiko.[61]

[59] *Berliner Ärzte*, 05/2008.
[60] *Berliner Zeitung*, 20.03.2007.
[61] *MMW, Fortschritte der Medizin*, Oktober 2007.

Auch wenn es zur Medikation mit Diuretika offenbar etwas unterschiedliche Auffassungen gibt – einig sind sich die Wissenschaftler in ihrer Kritik an dem Werbefeldzug für Sartane.

Wenn sich erste Hinweise bestätigen sollten, so muss auch noch einmal über mögliche Nebenwirkungen der Sartane diskutiert werden. In einer aktuellen Metaanalyse – in der die Daten mehrerer Studien zusammengefasst wurden – zeigt sich, dass die Zahl der Krebsfälle in der mit Sartanen behandelten Patientengruppe erhöht war – signifikant bei Lungenkrebs und leicht erhöht bei Prostatakrebs. »Signifikant« erhöht bedeutet hier, dass ein eindeutiger Zusammenhang zwischen Medikation mit Sartanen und erhöhtem Krebsrisiko bestehen könnte.[62] Die meisten einbezogenen Teilstudien wurden mit Telmisartan durchgeführt, zu einer Zuordnung des erhöhten Krebsrisikos zu einem bestimmten Sartan sehen sich die Autoren der Metastudie allerdings nicht in der Lage.

Steven Nissen, Kardiologe an der Cleveland State University und Entdecker der erhöhten Herzinfarktrate unter dem Schmerzmittel Vioxx, fordert die Überwachungsbehörden auf, von den Herstellern nicht veröffentlichte, genauere Studiendaten anzufordern und diesem Verdacht nachzugehen.

Pharmazeutische Hersteller wie Boehringer Ingelheim und Bayer HealthCare, deren Patente nun auch für Sartane bald enden, suchen dringend nach einem Ersatz. Sie benötigen teure Nachfolger, wollen sie Umsatzeinbrüche vermeiden. Die Bilanzen der Firmen können einbrechen,

---

[62] *Der Arzneimittelbrief*, 2010 (44), S. 51–52.

wenn Patente von Verkaufsschlagern auslaufen, kein Ersatz auf dem Markt ist und preiswerte Nachahmerprodukte den Originalen den Rang ablaufen.[63] Trotz vielfacher Schützenhilfe von Wissenschaftlern wie Unger stehen die Unternehmen vor einem Problem, das Prof. Karl-Heinz Rahn, seit 2009 Vorsitzender der Arbeitsgemeinschaft Wissenschaftlich Medizinischer Fachgesellschaften (AWMF), sehr treffend beschrieben hat: »Die bestehenden Möglichkeiten sind bei der Behandlung der Hypertonie schon so gut, dass es für Innovationen schwer ist, besser zu sein.« Die Firmen seien bei der Entwicklung von Neuerungen zur Hypertonie-Therapie deutlich zurückhaltender geworden. »Die Wahrscheinlichkeit, dass man etwas findet, was einen Durchbruch darstellt, ist sehr gering.«[64] Das erklärt die »Mission Sartane«. Bis heute hat dieser neue Wirkstoff Milliarden verschlungen, ohne einen therapeutischen Vorteil zu bringen.

Der G-BA hätte die Möglichkeit, für Sartane und ACE-Hemmer eine gemeinsame Wirkstoffgruppe zu bilden, um die Hersteller so zu zwingen, den Preis zu senken. Bisher ist das nicht passiert.

---

[63] *Rheinische Post*, 13. 8. 2010.
[64] *Berliner Ärzte*, 5 / 2008.

Der ungezähmte Wunsch
nach Spitzenmedizin: Stammzelltransplantation
und Fachgesellschaften

Es herrscht Sommerloch in Berlin, als im Juli 2006 die Deutsche Gesellschaft für Hämatologie und Onkologie (DGHO) zu einer Pressekonferenz lädt: »IQWiG: Gravierende Mängel und fehlender Sachverstand«. Prof. Gerhard Ehninger, Ärztlicher Direktor der Klinik für Hämatologie und Onkologie an der Uniklinik Dresden und Präsident der DGHO, ist gekommen, und auch der Patientenverband Deutsche Leukämie- & Lymphom-Hilfe (DLH) nimmt teil. »Was für alle Leukämiepatienten weltweit möglich ist, will Peter Sawicki bald in Deutschland verbieten«, empört sich Ehninger. Auch Anita Waldmann, Vorsitzende des DLH, bringt ihren Ärger zum Ausdruck: »Geht es bei der Prüfung des IQWiG wirklich um Qualität oder nur um Wirtschaftlichkeit? Viele Patienten leben heute nur noch, weil sie den Mut hatten, eine Transplantation durchführen zu lassen. Zu behaupten, eine akute Leukämie sei nur mit Chemotherapie heilbar, ist absolut nicht richtig.«[65]

Genau genommen hat das IQWiG nie behauptet, dass eine akute Leukämie nur mit Chemotherapie heilbar ist. Aber was richtig und was falsch ist, zählt wenig an jenem Dienstag in Berlin. In Zeitungen erscheinen reißerische

[65] *Leukämie* online, 7. 8. 2006.

Artikel. »Todesurteil für Patienten« schreiben die *Dresdner Neuesten Nachrichten*.[66] »Krankenkassen wollen bei Leukämie lebenswichtige Stammzelltransplantation nicht mehr bezahlen« titelt die Münchner *Abendzeitung*.[67] Und: »Knochenmark bald nur noch bei Privatpatienten«, heißt es im *Berliner Kurier*.[68]

Leukämie ist der Oberbegriff für eine Gruppe von bösartigen Erkrankungen des blutbildenden Systems. Rund 4200 Erwachsene sind jährlich in Deutschland von dieser Diagnose betroffen. Früher war Blutkrebs fast immer tödlich, heute bestehen vor allem für Patienten, die das 60. Lebensjahr noch nicht erreicht haben, gute Heilungschancen.

Alle Leukämiepatienten werden zunächst mit einer Chemotherapie behandelt – bis die Krebszellen abgetötet sind. Danach stellt sich bei zwei Dritteln der Erkrankten die Frage, ob die Chemotherapie fortgeführt wird, oder ob sie transplantiert werden, also Stammzellen von einem gesunden Menschen erhalten. Mit Hilfe des gesunden Transplantats kann der Erkrankte neue Blutzellen bilden.

Wenn sich aber wie in siebzig Prozent der Fälle kein geeigneter Spender in der Familie findet, etwa Bruder oder Schwester, greift man auch auf Fremdspender zurück: Man sucht in fremden Blutspenden nach einer möglichst hohen Übereinstimmung der Gewebemerkmale. Die Kehrseite der allogenen Stammzelltransplantation sind die Risi-

[66] *Dresdner Neueste Nachrichten*, 16. 9. 2006.
[67] *Abendzeitung*, 25. 11. 2006.
[68] *Berliner Kurier*, 23. 11. 2006.

ken. Sowohl das Transplantat eines verwandten als auch das eines nichtverwandten (»fremden«) Spenders kann zu einer gefährlichen Abstoßungsreaktion führen, wobei die Komplikationsrate bei beiden Gruppen ähnlich ist – und mit etwa vierzig Prozent liegt sie sehr hoch.

Die Patienten müssen sich bei der Transplantation einem schwierigen Eingriff unterziehen. Zuerst wird mit hoch dosierten Medikamenten und/oder Strahlentherapie das Knochenmark zerstört. Dann wird mit den transplantierten gesunden Stammzellen des Spenders (»graft«) das blutbildende System des Kranken wieder aufgebaut. Dabei wird auch ein neues, anderes »Spender-Immunsystem« verpflanzt, das mit der neuen Umgebung (dem Empfänger oder »host«) in eine manchmal gefährliche Interaktion (im Sinne einer Abstoßungsreaktion oder »graft-versus-host disease«) treten kann. Obwohl es inzwischen immer besser gelingt, eine weitgehende Übereinstimmung der Gewebeverträglichkeit von Spender und Empfänger zu erzielen, stirbt ein wesentlicher Teil der Patienten auch heute noch an den direkten oder indirekten Folgen einer Abstoßungsreaktion – während viele andere später mit schweren, chronischen Nebenwirkungen leben müssen.

Eine sehr anerkannte Ärztin, die eine Palliativstation leitet, sagt heute, sie würde sich selbst niemals dieser Therapie unterziehen. Sie habe zu viele Patienten mit schwersten Nebenwirkungen gesehen. Zu den schlimmsten zählt, wenn sich Haut und Schleimhäute ablösen. Die in dem fremden Transplantat vorhandenen Immunzellen können die gesunden Organe des Empfängers angreifen und schwer schädigen. Durch moderne Medikamente gelingt es zwar, solche gravierenden Folgen immer besser zu kontrollieren – doch Risiken und schwere bis tödliche Verläufe gibt es auch heute noch, ohne dass man deren Auftreten im Einzelfall sicher vorhersagen und sicher vermeiden kann.

»Transplantationen mit nichtverwandten Spendern«, wie es im Fachjargon heißt, haben in den letzten Jahren stark zugenommen. Sicher auch deshalb, weil es dank moderner Technik heute möglich ist, die Gewebemerkmale von Leukämiekranken und fremden Spendern besser zu »matchen«.

Sind nun Fremdspender-Transplantationen der Behandlung mit einer Chemotherapie überlegen, profitieren die Patienten also davon? Aus Sicht von Ehninger sind diese Fragen längst beantwortet. »Man weiß, dass die Überlebenschance mit der Transplantation rund vierzig Prozent beträgt – mit der Chemotherapie aber null Prozent«, erklärt er 2006 der Öffentlichkeit.[69] Was er nicht sagt: Die Zahlen, die er damals nannte, stammten nur aus Vergleichsstudien, in denen das Transplantat von einem Spender aus der Familie kommt. Aber nach Darstellung der Fachgesellschaft DGHO ist es egal, woher die gesunden Stammzellen kommen. »Es ist weltweit anerkannt, dass Familien- und Fremdspender gleichwertig sind«, so Ehninger.

Doch damit macht er es sich zu einfach. Tatsächlich ist das zu diesem Zeitpunkt eine ungeklärte Frage. Denn zum einen beruht die Annahme, dass ein »graft« von einem Fremdspender (»matched-unrelated donor«, MUD) genauso gut sei wie ein »graft« von einem Familienspender (»matched-related donor«, MRD) und auch mit gleichen Überlebenschancen verbunden sei, nur auf indirekten Ver-

[69] *Süddeutsche Zeitung*, 26. 7. 2006.

gleichen. Zum anderen sind die Erfolgschancen der Fremd-spender-Transplantation nie in zuverlässigen Studien direkt mit denen der reinen Chemotherapie abschließend ver-glichen worden. Trotzdem nimmt die Zahl der Transplan-tationen mit Fremdspendern in Deutschland ständig zu. Auch immer ältere Menschen werden transplantiert, auf unsicherer Datengrundlage.

Dabei spielt vermutlich auch Geld eine wichtige Rolle: Die Stammzelltransplantation bei Leukämie ist die teuerste, aber auch die bestbezahlte Therapie in der Hämatologie; eine gut organisierte Klinik mit vielen Transplantationen kann daher sehr gut verdienen, wenn sie mit ihren durch-schnittlichen Therapiekosten deutlich unter den weitgehend pauschal gezahlten Erlösen liegt, die bis zu 150 000 Euro pro Fall betragen können. Zudem gehört der Eingriff zu den prestigeträchtigsten überhaupt. Hier macht der Arzt Spitzenmedizin. »Wir Transplanteure sind doch die Hel-den an der Front«, sagt einer von ihnen selbstironisch. Die Klinikleitung kann mit solchen Eingriffen werben, das Fernsehen ins Haus holen und mit »Spender trifft geret-teten Patienten«-Geschichten wirkungsvoll Öffentlichkeits-arbeit machen. »Nehmen Sie einer Uniklinik die Trans-plantation weg, dann ändert sich das Wohl und Weh der ganzen Abteilung, sowohl wirtschaftlich als auch vom Re-nommee her«, sagt ein Hämatologe, der lange Jahre in einer großen Stammzelltransplantationsklinik gearbeitet hat.

Womöglich werden die Indikationen für einen solchen Eingriff in Deutschland auch wegen der finanziellen An-reize großzügiger gestellt als in anderen Ländern. Jeden-falls hat das Kompetenzzentrum Onkologie des Medizinischen Dienstes der Krankenkassen beobachtet, dass an deutschen Kliniken »routinemäßig« auch solche Stammzellbehandlungen durchgeführt werden, die von der Europäischen Fachgesellschaft (European Blood and Marrow Transplantation Group, kurz EBMT) eigentlich nur im Rahmen von klinischen Studien empfohlen werden. Es geht also darum, dass Patienten eventuell geschadet wird, es geht um Übertherapie und Fehlversorgung, womöglich aus finanziellem Interesse.

Das alles ist wichtig, wenn man die Angriffe auf das IQWiG verstehen will.

Die eigentliche Geschichte beginnt 2004, als Axel Heyll, der Leiter des Kompetenz Centrums Onkologie vom Medizinischen Dienst der Krankenkassen, das Thema Fremdspender-Transplantation auf die Tagesordnung des G-BA bringt. Im folgenden Jahr, am 15. März 2005, wird das IQWiG von dem Gremium beauftragt, den Nutzen der Therapie bei Erwachsenen zu untersuchen – jenseits aller Kostenfragen. Da ist das Institut gerade mal ein halbes Jahr alt, hat nur wenige Mitarbeiter, ist noch im Aufbau, wird aber mit Aufträgen überschüttet – was sich noch als Problem herausstellen wird.

Das IQWiG schreibt den Auftrag aus. Es bewerben sich zwei Gruppen – eine davon ist geradezu prädestiniert für eine solche Arbeit. Es ist die Cochrane-Gruppe an der Uniklinik Köln unter der Leitung von Prof. Andreas Engert. Die Gruppe befasst sich schon lange ausschließlich mit verschiedenen Formen von Blutkrebs. Rund fünfzig Cochrane-Gruppen – benannt nach dem 1988 verstorbenen britischen Arzt und Wissenschaftspionier Archi Cochrane – gibt es weltweit. Sie werten vorhandene Studien zu Arzneimitteln oder Therapieverfahren aus und stellen das vorhandene Wissen in systematischen Übersichten zusammen. Da die Cochrane-Collaboration unabhängig arbeitet, genießt deren Arbeit international hohes Ansehen.

Als Andreas Engert den Zuschlag für den Auftrag erhält, weiß er noch nicht, welchen Sturm der Entrüstung seine Arbeit auslösen wird. Er ahnt nicht, dass er bald öffentlich abgestraft wird, nur weil er sich dem IQWiG als Sachverständiger zur Verfügung gestellt hat, dass an ihm ein Exempel statuiert werden soll. Heute wissen Krebsärzte, dass sie öffentlich von ihren eigenen Fachgesellschaften diskreditiert werden, wenn sie für das IQWiG arbeiten und Zweifel an der ärztlichen Praxis äußern. Sie wissen, dass sie ihre Karriere beschädigen können, wenn sie sich mit dem Institut auf eine Kooperation einlassen.

Andreas Engert ist damals Mitte vierzig und Leitender Oberarzt an der Uniklinik in Köln. Er ist engagiert, versteht sich als Arzt und Wissenschaftler. Engert behandelt auch akute Leukämien, führt selbst Stammzelltransplantationen durch und konzipiert klinische Studien. Er hat sich international bereits einen Namen gemacht und viele Publikationen vorzuweisen, nicht nur für die Cochrane-Gruppe, sondern vor allem zu Ergebnissen seiner Arbeit an der Uniklinik. Er ist Studienleiter der Deutschen Hodgkin-Gruppe und beteiligt sich an einer großen internationalen Studie, die untersucht, wie Patienten mit dieser Form bösartigen Lymphdrüsenkrebs am besten behandelt werden können. Engert ist ambitioniert.

Am 30. Juni 2006 erscheint der »Vorbericht« des IQWiG im Internet. Auf 265 Seiten wird dargestellt, was man über den Nutzen der Fremdspende bei der Stammzelltransplantation im Vergleich zur Chemotherapie weiß: Es ist nicht viel. Der Bericht zeigt sehr genau, dass es an gesicherten Daten mangelt. Es gibt zwar Fallbeobachtungen, aber die besagen wenig, da die transplantierten Patienten nicht mit einer Kontrollgruppe, also mit Patienten, die einer Chemotherapie unterzogen wurden, verglichen wurden. Dennoch liefern sie damals einen Hinweis darauf, dass die Fremdspender-Transplantation gegenüber der Chemotherapie wahrscheinlich keine höheren Heilungschancen erzielen.

Und weil es an klaren Studienergebnissen fehlt, gibt der Vorbericht am Ende eine Empfehlung: Die Leukämiekranken sollen weiterhin transplantiert werden – aber im Rahmen von Studien. Damit zielt das IQWiG genau auf die heiklen Punkte: Weil unklar ist, ob das Verfahren mit einem fremden Transplantat als Erstmaßnahme wirklich geeignet ist, ob es besser abschneidet als die Chemotherapie, soll genau dies in Studien erforscht werden. Ausgenommen von dieser Empfehlung sind ausdrücklich jene Patienten, die »refraktär« sind, das heißt, bei denen die Chemotherapie nicht mehr anschlägt, und bei jenen, die einen Rückfall haben. Für sie gibt es ohnehin keine andere Behandlungsmöglichkeit mehr als die Transplantation, und die soll jederzeit möglich sein, auch außerhalb von Studien.

Prof. Michael Hallek, der Chef von Engert, vertritt die gleiche Position und benennt die Vorteile eines solchen Vorgehens in einem Interview: Mit Hilfe von Studien werde Wissen geschaffen, auf dessen Grundlage den Leukämiekranken künftig besser geholfen werden könne. Denn dieser Ansatz »hätte einerseits die Folge, dass die Betroffenen die notwendige Therapie bekommen, und andererseits, dass mehr Daten zum Nutzen der Behandlungsmethode erarbeitet werden«.[70]

»Als junger Arzt habe ich immer gedacht, die Mediziner hätten einen Schrank voller Studien, heute weiß ich: Die Schränke sind leer«, kommentiert Peter Sawicki die Ergebnisse des Vorberichts.

Doch davon wollen die führenden Transplanteure in Deutschland nichts hören, und der Tonfall ihrer Reaktionen wird scharf. Die Fachgesellschaft, die DGHO, und ihr Vorsitzender Prof. Gerhard Ehninger nutzen die Gelegenheit zu einem Generalangriff auf das Institut. »Der Vorbericht demonstriert eindrücklich das Scheitern des IQWiG an dem selbst gesetzten Anspruch, Behandlungsmethoden umfassend bewerten zu können«, sagt der Professor. Und: Der Vorbericht demonstriere »höchste Ahnungslosigkeit und Ignoranz«.[71]

Zudem seien die Forderungen des IQWiG nach kontrollierten Studien zynisch und unethisch. »Das heißt im Klartext, wir sollen 200 Patienten die Stammzellen vorenthalten und zusehen, wie schnell sie sterben, um das dann mit transplantierten Patienten zu vergleichen«, sagt Ehninger. Die Lebenschancen von Leukämiepatienten stünden auf dem Spiel. Vor allem für »Hochrisikopatienten« sei die Transplantation die einzige Hoffnung.[72]

Doch das IQWiG hat solche Studien nie verlangt – das weiß Ehninger auch. Überhaupt klaffen die Kritik der

---

[70] Michael Hallek, zitiert nach *Journal Lebenswert* 04/2006.
[71] Pressekonferenz von Prof. Ehninger am 25. 7. 2006.
[72] *Tagesspiegel*, 8. 8. 2006.

Fachgesellschaft und die Aussagen im Vorbericht ziemlich weit auseinander. Darin steht nirgendwo, dass die Krankenkassen den Eingriff nicht mehr erstatten sollen. Genauso wenig heißt es, dass die Chemotherapie der Fremdspender-Transplantation überlegen sei. Das hindert Ehninger nicht daran, genau das auf verschiedenen Pressekonferenzen nahezulegen. Auch schreckt Ehninger nicht davor zurück, die Diskussion auf einer bewusst emotionalisierten Ebene zu führen. Auf Pressekonferenzen treten Patienten auf, die sich einer Transplantation unterzogen haben, etwa die 22-jährige Susanne Schubert. Sie hatte Leukämie und bekam am 26. Februar 2006 das Transplantat von einem Fremdspender. »Sonst wäre ich heute tot«, sagt die Patientin auf der Pressekonferenz.[73]

Als Wissenschaftler müsste Ehninger eigentlich wissen, dass ein individueller Erfolg in der evidenzbasierten Medizin keine Verallgemeinerung zulässt. Denn die Ursachen einer Heilung können gerade im Einzelfall nicht rückwirkend geklärt werden. »Einzelschicksale beweisen nichts«, sagt Sawicki in einem Interview. »Die Patienten gehen hin und es heißt, wir machen das jetzt, wir haben den Fremdspender für Sie gefunden. Einige werden hinterher geheilt. Sie glauben, dass das die Ursache ist. Sie wissen ja nicht, was mit ihnen passiert wäre, wenn sie nur eine Chemotherapie bekommen hätten. Diejenigen, denen man geschadet hat mit der Transplantation, die äußern sich nicht. Die können sich nicht mehr äußern.«

Doch um die Sache ging es bei den Angriffen auf das IQWiG ohnehin nicht. »Das war Stimmungsmache«, sagt

[73] Zitiert nach *LVZ*, 16.9.2006.

ein Stammzelltransplanteur, der seinen Namen aus nahe-liegenden Gründen nicht nennen will. »Die Aufregung war unangebracht, ja unredlich.« Die Behauptung, dass den meisten Leukämiepatienten ohne die allogene Stamm-zelltransplantation nicht mehr geholfen werden könne, sei absichtlich lanciert worden. Faktisch müsse man aber das Risiko einer Übertherapie mit Stammzellen genauso ehr-lich diskutieren wie das Risiko einer Unterversorgung mit reiner Chemotherapie – schließlich bestehe ein signifikan-tes Risiko für die Patienten auch darin, dass Indikationen zu Unrecht ausgeweitet werden und zu viele Transplanta-tionen bei Patienten durchgeführt würden, die auch mit einer anderen Therapie eine gute Heilungschance und viel-leicht sogar ein geringeres Risiko für schwere oder tödliche Therapiekomplikationen hätten. »Ich habe mich ange-sichts der unsachlichen Diskussion und der darin bewusst lancierten demagogischen Scheinargumente für meine Zunft geschämt«, sagt der Transplanteur rückblickend auf die damaligen Ereignisse, und er fügt hinzu: »Unverständ-lich bleibt die für das Treffen mit dem IQWiG von Herrn Ehninger gewählte, letztlich unprofessionelle ›shock-and-awe-Strategie‹, mit der man allenfalls in einer Diktatur, nicht aber in einer freien Informationsgesellschaft nach-haltig Meinungsbildung betreiben kann.« Dass das Gut-achten des IQWiG durch anerkannte Kollegen vom Fach geschrieben wurde, war damals ein offenes Geheimnis.

Am 29. August 2006 findet im IQWiG – wie in solchen Verfahren üblich – die mündliche Erörterung statt. 36 auf-gebrachte Transplanteure nehmen Platz. Peter Sawicki und sein Stellvertreter Stefan Lange versuchen im Vorfeld zu beruhigen. Sie möchten vor der Anhörung ein Treffen arrangieren, wollen klarstellen, wie die Forderung nach kontrollierten Studien zu verstehen ist. »Wir wollten nie, dass die Stammzelltransplantation aus dem Katalog der Krankenkassen gestrichen wird«, sagt Sawicki. »Kein Patient würde gefährdet – die Kliniken aber verpflichtet, die Ergebnisse der Behandlung im Rahmen von Studien so zu dokumentieren, dass Vergleiche der verschiedenen Behandlungsoptionen möglich sind.« Doch zu einem solchen Treffen kommt es nicht. Ehninger will einen öffentlichen »Show-down«.

Das belegen auch interne E-Mails, mit denen Ehninger Kollegen auf eine einheitliche Linie einschwören will. Denn auch anderen Wissenschaftlern ist an einer produktiven Aussprache gelegen. Ihm sei es wichtig, »ein konstruktives Treffen zu haben«, schreibt etwa Prof. Axel Zander von der Uniklinik Hamburg an das Institut. »Da wir nicht die Zeit hatten, uns auszutauschen«, macht er Vorschläge, wie man eine Eskalation verhindern könnte. Doch schon am nächsten Morgen wird Zander von Ehninger zurückgepfiffen. »Lieber Herr Zander, Ihre Mail könnte schon als Lockerung der Geschlossenheit gedeutet werden (wir hatten keine Zeit, uns abzustimmen)«, schreibt Ehninger. »Wäre dankbar, wenn es nicht zu Alleingängen käme (wird mir über Mittler auch angeboten).«

Zander schließt sich dem Vorsitzenden der Fachgesellschaft an. Die Phalanx der Kritiker steht. Ehninger scheint seine Kollegen fest im Griff zu haben. Er ist jemand, der mit Macht umzugehen weiß. Manche Transplanteure schweigen einfach. Keiner wagt es, Ehninger in die Parade zu fahren und den Streit zu versachlichen.

Auch die externen Sachverständigen sind bei der Anhörung dabei: Andreas Engert wird diesen Tag wohl nie vergessen. Er und seine Kollegen werden der Ahnungslosigkeit bezichtigt und als »nicht qualifiziert« abgekanzelt – allein die lange Liste wissenschaftlicher Publikationen von Engert in renommierten Fachzeitschriften zeigt, wie absurd der Vorwurf ist.

Nach dieser Stigmatisierung zieht Engert Konsequenzen: Er sagt einen anderen Auftrag ab, den er vom IQWiG schon angenommen hatte, die Nutzenbewertung der Stammzelltransplantation beim multiplen Myelom.

Dass sich Ehninger wohl nie wirklich mit der Arbeit der Cochrane-Gruppe auseinandergesetzt hat, wird im Laufe der Anhörung deutlich. Er spricht den britischen Namen falsch aus und sagt zur allgemeinen Erheiterung »Kochrane«. Zwischendurch nimmt einer der 36 Transplanteure Engert zur Seite und flüstert ihm zu, er möge das Ganze hier bitte nicht persönlich nehmen, es gehe nicht um ihn oder um die Sache, hier gehe es um »Politik«. Der Ruf des IQWiG und seines Leiters soll beschädigt, Peter Sawicki blamiert werden. Für das IQWiG zu arbeiten war für die künftige Karriere von Andreas Engert sicher nicht förderlich, aber er schweigt zu dem gesamten Vorgang.

Die Art und Weise, wie mit Engert umgesprungen wurde, ist nicht unbemerkt geblieben. Das IQWiG hat Schwierigkeiten, externe Sachverständige zu finden. Ein Problem, das auch im Bundesgesundheitsministerium registriert wird. Im Mai 2008 holt der damalige Staatssekretär Theo Schröder (SPD) verschiedene Sachverständige des IQWiG in Berlin an einen Tisch. Auch Engert ist dabei. Er glaubt, dass das Institut seine Sachverständigen besser schützen müsse, dass die Gutachter anonym bleiben müssten, damit sie keine Repressalien ihrer Fachgesellschaft oder der Industrie zu befürchten hätten, erläutert er dort Staatssekretär Schröder laut einem internen Protokoll. Doch Staatssekretär Schröder widerspricht. »Transparenz« sei das Gebot der Stunde, und das IQWiG würde sich noch angreifbarer machen, wenn die Gutachter anonym blieben.

Gelöst ist das Problem bis heute nicht. Das Schwesterinstitut in England, das NICE (National Institute for Health and Clinical Excellence), verfährt anders als das IQWiG: Die Frage, wie das NICE zu dieser oder jener Bewertung kommt, wird nicht so ausführlich publiziert. Doch auch dieses Verfahren birgt Probleme. Das NICE stand gerade deshalb unter Beschuss, weil die Beschlüsse wenig transparent waren und über zu enge Kontakte zur Industrie berichtet wurde.

Stefan Lange, stellvertretender Leiter des IQWiG, glaubt, dass auch das Institut damals Fehler gemacht hat. »Wir hätten klarer sagen sollen, dass die Transplantation nicht aus dem Katalog der Krankenkassen gestrichen werden soll, sondern dass wir im Interesse der Patienten Studien brauchen.« Der Vorbericht zeigte nur die traurige Realität. »Die Studienlage war damals schlecht«, sagt Lange. »Aufgrund ihrer immer breiteren Anwendung sollten Transplantationen in kontrollierten Studien mit der Chemotherapie verglichen werden – schließlich könnte wie so oft dabei herauskommen, dass man den Patienten damit sogar schadet.«

Im November 2009 erscheint im renommierten Fachblatt *JAMA* ein Leserbrief von Prof. Thomas Büchner, Leukämiespezialist an der Uniklinik Münster. Büchner verlangt darin »kontrollierte prospektive Studien« – genau wie drei Jahre zuvor das IQWiG.[74] Andere Transplanteure sprechen heute anerkennend über die Bewertung des IQWiG. »Dass solche Studien inzwischen für möglich gehalten und durchgeführt werden, ist sicher auch ein Verdienst des IQWiG«, meint etwa Prof. Arnold Ganser von der Medizinischen Hochschule Hannover. Er sagt, er habe gute Erfahrungen mit dem IQWiG gemacht, dort seien hervorragende Statistiker, deren fundierte Kommentare bei der Aufbereitung von Studiendaten hilfreich gewesen seien.

In seiner Kritik am IQWiG hat Prof. Ehninger immer wieder bekräftigt, wie unethisch es sei, einen direkten Vergleich zwischen Fremdspender-Transplantation und konventioneller Chemotherapie durchzuführen. Das gelte vor allem für die Hochrisikopatienten – für die es keine andere Rettung mehr gebe. Diese Position mutet heute sonderbar an, denn mittlerweile liegen Daten aus kontrollierten Vergleichen vor. Sie geben tatsächlich Hinweise darauf, dass die Transplantate von fremden Spendern möglicherweise nicht schlechter sind als die von Familienspendern. Doch damals, im Sommer 2006, gab es solche Daten nicht.

In unmittelbarer Nachbarschaft von Prof. Ehninger, an der Universität Leipzig, soll 2010 eine Studie beginnen, die diese Frage klären will und Patienten mit Fremd- und Familienspendern mit solchen vergleicht, die mit Chemotherapie behandelt werden. Die Patienten werden in zwei Gruppen eingeteilt und dann über Jahre beobachtet. Eine randomisierte, prospektive Studie, wie vom IQWiG damals gefordert.

[74] *JAMA* 2009 (302), S. 1647.

Wenn die fachlichen und ethischen Argumente der DGHO also so wenig stichhaltig waren, wie kommt es dann, dass die Fachgesellschaft mit so viel Elan und Macht die Öffentlichkeit und Patientenverbände mobilisiert hat?

Eine Rolle spielen sicher Interessenkonflikte. Ehninger ist Chefarzt einer Klinik, die, wie alle anderen Kliniken auch, an dem Verfahren gut verdient. Nebenbei sitzt er im Aufsichtsrat der Rhön AG, des einzigen privaten Klinikbetreibers, der auch eine Universitätsklinik und damit autologe und allogene Stammzelltransplantation auf universitärem Niveau betreibt (Marburg und Gießen) und den Häusern hohe Renditeerwartungen vorgibt.

Und er hat womöglich weitere Eigeninteressen – Ehninger ist Alleineigentümer der Firma Cellex Zellgewinnung GmbH. Sie entnimmt Zellen, erstellt Transplantate und verkauft sie an deutsche Kliniken und in alle Welt. Auch ist er Miteigentümer einer weiteren Firma, der AgenDix GmbH, die molekularbiologische Verfahren entwickelt und vermarktet. Interessenkonflikte, die für Außenstehende nicht zu durchschauen sind und doch eine maßgebliche Rolle spielen können. Prof. Ehninger hat sich auf Anfragen nicht dazu geäußert.

Bias Blind Spot –
die habilitierten Pharmareferenten

Mit der Gründung des IQWiG haben auch die Fachgesellschaften einen Teil ihrer gewohnten Deutungshoheit verloren. Auch das ist ein Grund, warum sie auf jede neue Nutzenbewertung des Instituts mit heftiger Ablehnung reagieren und die öffentlichen Äußerungen ihrer Experten immer wieder darauf abzielen, die Ergebnisse und Methoden als unseriös darzustellen, das IQWiG und Sawicki als unglaubwürdig zu verunglimpfen.

In den Fachgesellschaften versammeln sich die Mediziner eines Fachgebiets, zu ihren Aufgaben zählt es, »Leitlinien« – Empfehlungen – herauszugeben. Damit haben sie großen Einfluss auf die praktizierenden Ärzte in Deutschland, die sich bei der Verordnung von Medikamenten, Auswahl der Therapieverfahren, Operationen, Chemotherapie, Bestrahlung oder Transplantation daran orientieren. Die Leitlinien sind nicht rechtsverbindlich.[75] Vom Deutschen Ärzteblatt wurden sie noch 1999 als »Entscheidungshilfe für rationales Handeln« charakterisiert.[76]

Doch Peter Sawicki weist früh darauf hin, dass »die allermeisten Leitlinien unter Mitwirkung der pharmazeu-

---

[75] Die Arbeitsgemeinschaft Wissenschaftlicher Fachgesellschaften führt 756 Leitlinien auf.

[76] »Medizinische Leitlinien: Entscheidungshilfen für rationales Verhalten«, *Deutsches Ärzteblatt*, 5. 2. 1999.

tischen Industrie erstellt worden sind »Das ist ein schwerwiegender Ausverkauf an medizinischer Unabhängigkeit, weil es den Patienten schadet und zu unnötigen Mehrausgaben führt.« Der Grund übrigens, warum sich der G-BA bei seinen Entscheidungen nicht auf Leitlinien der Fachgesellschaften, sondern auf die Nutzenbewertungen des IQWiG stützt, wie Rainer Hess, unparteiischer Vorsitzender des G-BA, erklärt.

Tatsächlich sind viele, aber nicht alle Fachgesellschaften finanziell abhängig von der Industrie. Kaum ein wissenschaftlicher Kongress kommt ohne die potenten Geldgeber im Hintergrund und die obligatorische Industrieausstellung aus.

Besonders wenn es um die großen Volkskrankheiten geht, nehmen die Pharmakonzerne direkt oder indirekt Einfluss auf die Formulierungen der Leitlinien: Im Kuratorium der »Deutschen Hochdruckliga« finden sich mindestens 16 Pharmafirmen, mit einem Angestellten von Merck, Sharp & Dohme (MSD) als Sprecher. Die Programmübersicht der Jahrestagung 2010 der »Deutschen Diabetes Gesellschaft« nennt die führenden Kunstinsulinhersteller als »Platin- oder Goldsponsoren«: Lilly, Novo-Nordisk, Sanofi-Aventis. Bei der »Arbeitsgemeinschaft Internistische Onkologie« werden die Stellen der Geschäftsstellensekretärin und die Studienarztzentrale durch »Sonderzuwendungen« der Firmen Merck, Sanofi-Aventis und Amgen ermöglicht, berichtet der langjährige Vorsitzende Prof. Hans-Joachim Schmoll.[77] Aktuell zählen 13 Pharmafirmen zu den Fördermitgliedern des mit 15 000 Euro do-

[77] Vgl. Mitteilung vom 26. 7. 2007 an die Mitglieder.

tierten Wissenschaftspreis der Arbeitsgemeinschaft. Gestiftet wird der Preis von der Firma Pfizer.[78]

Diese Form der Einflussnahme und Abhängigkeit ist erkennbar, schwieriger zu durchschauen sind hingegen die Verquickungen so genannter Experten mit der Industrie. Es geht um die »KOLs« – die »Key Opinion Leader« –, Ärzte mit Professorentitel, die an Kliniken große Abteilungen leiten, auf Kongressen auftreten und von ihren Kollegen auch spöttisch »habilitierte Pharmavertreter« genannt werden. Solche Experten können die Botschaften der Firmen viel glaubwürdiger vermitteln als die Industrie selbst. So baut die Pharmaindustrie Beziehungen auf, ist großzügig bei der Vergütung von Vorträgen und Artikeln und vergibt Aufträge für die Durchführung von Studien. KOLs sind häufig auch gefragte Gesprächspartner für die Medien – scheinbar neutral, in Wirklichkeit aber wichtiger Bestandteil des Marketings einer Firma.

Zu den Key Opinion Leadern im Bereich Diabetes zählt über Jahre Prof. Eberhard Standl – einst Chefarzt für Diabetologie am Städtischen Lehrkrankenhaus in München. Standl wirbt von Anfang an für die Kunstinsuline, erscheint etwa zu Grundsteinlegungen bei Aventis in Hoechst. Als Chefredakteur des Patientenmagazins *Diabetes-Journal* schreibt er ab 1995 monatlich in einer festen Rubrik. Standl verfügt über ein weit verzweigtes Netzwerk, besetzt jahrelang einflussreiche Positionen in den Fachverbänden, auch international. Und in diesem Netzwerk agiert er viele Jahre lang höchst geschickt.

2003 übernimmt er den Vorsitz der Deutschen Diabetes

---

[78] Vgl. www.krebsgesellschaft.de/wub_aiowissenschaftspreis.

Union, ein Zusammenschluss von vier Diabetes-Fach-
gesellschaften, und erhält eine gesundheitspolitisch bedeut-
same Aufgabe. Eberhard Standl soll das »Nationale Aktionsforum Diabetes mellitus« gründen, einen nationalen
Aktionsplan zur »Eindämmung des Diabetes« entwickeln –
unterstützt vom Bundesgesundheitsministerium unter Ministerin Ulla Schmidt (SPD) und der Aventis-Stiftung des
gleichnamigen Herstellers von Diabetes-Präparaten.

»Die Politik hatte die Abhängigkeit von der Industrie
nicht auf der Agenda«, erinnert sich kopfschüttelnd ein
Beamter. Am 22. März 2007 würdigt der parlamentarische
Staatssekretär im Bundesgesundheitsministerium Rolf
Schwanitz (SPD) das gut koordinierte Vorgehen des Aktionsforums. Ein Jahr später, im Februar 2008, überreicht
Standl – zusammen mit dem Münchner Kollegen Prof.
Rüdiger Landgraf – einen ersten Entwurf für den »Nationalen Aktionsplan Diabetes«. Der Plan sieht vor, alle Menschen über 35 Jahre daraufhin untersuchen zu lassen, ob
sie die Neigung zum Diabetes haben. Große Teile der Bevölkerung würden durch diesen Aktionsplan als behand-
lungspflichtig eingestuft. Standl will eine Art Screening
einführen, um bei gesunden Menschen so genannten »Prä-
diabetes« und Diabetiker mit nahezu normalen Blutzucker-
werten zu erfassen und zu behandeln. Für alle Menschen
mit Diabetes sollen sehr niedrige Grenzwerte des Blutzuckers angestrebt werden.

Führende deutsche Diabetologen – dazu gehört auch
Prof. Standl – fordern zur Vermeidung von dauerhaften
Gesundheitsschäden, den Grenzwert des Spiegels auf zwischen achtzig und hundert mg/dl und den Langzeitblutzu-
ckerwert (HbA1c) auf unter 6,5 Prozent abzusenken. Ein

kleiner Kunstgriff mit weitreichenden Folgen, denn bei einem so niedrigen Therapiezielwert gäbe es viele Tausend Zuckerkranke mehr, die mit Medikamenten behandelt werden würden. Unter der Überschrift »Gesunde zu Zuckerkranken« kritisiert der Arzt und Journalist Werner Bartens den Plan. »Das Diabetes-Risiko darf nicht unterschätzt, aber auch nicht überschätzt werden.«[79]

Die Vorschläge lösen eine große Debatte aus. Vor einer »Pathologisierung der Gesellschaft« warnt eindringlich die »Deutsche Gesellschaft für Allgemeinmedizin«, einer der wenigen, weitgehend unabhängigen Fachverbände in Deutschland. Das vorgeschlagene »Risiko-Screening« sei der Versuch, »eine nicht-evidenzbasierte Ausweitung der Versorgung nicht nur für Diabetiker, sondern auch für gesunde Bevölkerungsgruppen zu erreichen«.[80]

Sawicki meldet sich zu Wort, verweist auf die große britische Studie »Accord«, die im selben Monat, Februar 2008, vorzeitig abgebrochen werden musste. Die Studie hat zu mehr Todesfällen unter Diabetikern geführt, weil die Studienärzte den Blutzucker auf 6,5 Prozent und damit zu stark abgesenkt hatten. »Verschiedene große Studien haben in letzter Zeit gezeigt, dass eine zu starke Absenkung des Blutzuckers eher schädlich ist«, sagt Sawicki. »Man sollte lieber erst mal das umsetzen, von dem man weiß, dass es dem Patienten nutzt.«

Die Forderungen von Eberhard Standl und seinen Kollegen aus der Deutschen Diabetes Gesellschaft hätten also

---

[79] *Süddeutsche Zeitung*, 14. 5. 2008.
[80] Pressemitteilung der Deutschen Gesellschaft für Allgemeinmedizin, 2. 4. 2008.

enormen Schaden anrichten können. Trotzdem weichen die Experten der industrienahen Deutschen Diabetes-Gesellschaft nicht von der Forderung nach einem niedrigeren Blutzuckerwert ab, kritisieren Sawickis Äußerung als »verantwortungslos«. Das Argument: Die Ursache für die erhöhte Zahl von Todesfällen in der Accord-Studie könnten »noch nicht erforschte Wechselwirkungen von Mehrfachmedikationen sowie eine Gewichtszunahme sein«.[81]

Doch die Bundesgesundheitsministerin und die Ministerialbürokratie reagieren und erstellen ein 25-seitiges Papier mit Einwänden und Fragen. Im November 2008 nutzt das Ministerium schließlich die Streiterei unter den Diabetesverbänden, um das »Nationale Aktionsforum« stillschweigend zu begraben. Die Beerdigung des Aktionsplans wird kaum kommuniziert, die Homepage des Nationalen Aktionsforums findet sich noch im Internet, erweckt den Eindruck, das Projekt liefe noch.

Standl ist zudem einer der bekanntesten Kritiker des IQWiG, profilierte sich damit, dass er behauptete, dass Institut führe die Diabetestherapie zurück »in die 80er und 90er Jahre des letzten Jahrhunderts«.[82]

Doch 2008 verkündet Standl seinen Rücktritt. Im März desselben Jahres verurteilt das Amtsgericht München den umtriebigen Professor wegen Untreue, Betrug und Vorteilsnahme per Strafbefehl zu elf Monaten Haft auf Bewährung und zu einer Geldstrafe von 39 600 Euro. Die Richter verpflichten Standl außerdem, 275 000 Euro an

---

[81] *Diabetes-News*, 24. 11. 2008.
[82] Power-Point-Präsentation von Eberhard Standl auf einer Veranstaltung von GlaxoSmithKline am 15. November 2006 in München.

eine karikative Einrichtung zu zahlen.[83] Der Münchener Diabetologe hatte in seiner Zeit als Chefarzt in einem Krankenhaus in München-Schwabing Sponsorengelder der Pharmaindustrie für private Zwecke verwendet. Die Ermittler fanden heraus, dass im Jahre 2002 auf dem 60 000 Euro teuren »Schwabinger Symposium« auch der 60. Geburtstag von Standl gefeiert worden war und rund 10 000 Euro für die private Feier abgezweigt wurden. 1999 machte die Klinik von Standl einen 16 500 Euro teuren Betriebsausflug an den Ammersee – als Fortbildung getarnt und finanziert von sieben Pharmaunternehmen. Dazu ließen die Pharmafirmen sogar ein wissenschaftliches Programm drucken, das, so die Erkenntnisse der Ermittler, nie durchgeführt wurde.

Die Verurteilung vor dem Münchner Amtsgericht wird zunächst kaum beachtet – Standl arbeitet weiter am Nationalen Aktionsplan Diabetes, nimmt seine Aufgaben wahr, als sei nichts gewesen. Das ändert sich erst, als der *Focus* im Juni 2008 die Verurteilung publik macht.[84] Eine Woche später zieht sich Standl dann aus dem Aktionsforum zurück. Er nennt »persönliche Gründe«.

Seit seinem Bestehen bekommt das IQWiG Aufträge, Medikamente und Therapien aller großen Volkskrankheiten zu begutachten – aber in den letzten sechs Jahren hat es kein einziges Krebsmedikament bewertet. Den Auftrag dazu hätte der G-BA erteilen müssen, zum Beispiel auf Antrag der Krankenkassen hin. Dabei zählen Krebstherapien zu den

---

[83] *TZ* online, 31. 4. 2008.
[84] *Focus*, 9. 6. 2008.

teuersten Therapien und zu denen, über deren Nutzen auch Patienten und Ärzte mehr wissen müssten – zum Beispiel über den Nutzen von Herceptin *bei Brustkrebs im Frühstadium.*

Zu den großen Arzneimittelstudien im Zusammenhang mit Krebs zählt die »so genannte HERA-Studie«, finanziert von der Firma Roche und durchgeführt unter der Leitung von Prof. Michael Untch, damals noch Oberarzt am Universitätsklinikum München-Großhadern. Dort wurde das neue Krebsmedikament Herceptin an Frauen *mit Brustkrebs im Frühstadium* überprüft. Herceptin bindet die so genannten HER2-Rezeptoren an der Oberfläche von Zellen und soll so das Wachstum weiterer Krebszellen verhindern. Dies betrifft etwa 17–20 Prozent aller Brustkrebspatientinnen. Für Frauen *mit fortgeschrittenem Brustkrebs* ist Herceptin ein echter Fortschritt. Der Hersteller, die Firma Roche, wollte deshalb Herceptin auch für Frauen *mit Brustkrebs im Frühstadium* testen lassen, um in einem zweiten Schritt eine Erweiterung der Zulassung und des Anwendungsgebiets zu erreichen.

Noch bevor die EMA die Zulassung erteilt hatte, begann Roche mit einer einzigartigen Werbekampagne, und Untch machte sich für die Verordnung von Herceptin bei Frauen *mit Brustkrebs im Frühstadium* stark. Er arbeitete eng mit Mamazone, einer Selbsthilfegruppe für Frauen mit Brustkrebs, zusammen, die offenbar unter dem Einfluss der Pharmaindustrie steht.[85] Als die Krankenkassen die etwa 40 000 Euro teure Therapie damals noch nicht übernehmen wollen, kämpft Untch für diese Patientinnen, schreibt Gutachten für Betroffene, die gegen die Kassen klagen –

---

[85] Vgl. *Zeit* vom 19. 5. 2005.

insgesamt 85 Stück, oft am Wochenende oder nachts verfasst. »Ich wusste aus weltweiten Studien: Herceptin hilft. Sollten die Frauen wegen der Kosten sterben?«, empört sich damals der Professor.

Und Untch lässt sich feiern. »Er ist ein echter Freund fürs Leben. Er hat Tausenden Frauen mit Brustkrebs das Leben und auch den Busen gerettet«, schreibt der *Berliner Kurier*.[86] Im *Stern* fordert Untch schon im Dezember 2005, dass Herceptin für *alle Frauen mit Brustkrebs* zugelassen werden sollte.[87] Im firmeneigenen Magazin der Firma Roche stellt er sich für ein langes Interview zur Verfügung, spricht von der »bahnbrechendsten Therapie« der letzten Jahre und über die Erkenntnisse, die er aus der von Roche finanzierten »HERA-Studie« gewonnen hat.[88]

Die Kampagne fruchtet. Herceptin wird im Mai 2006 in Europa auch für Frauen *mit Brustkrebs im Frühstadium* zugelassen. »Einer der größten Tage in meinem Leben«, jubelt Untch. »Wirklich die schnellste Zulassung durch die Europäische Zulassungsbehörde.« Ganz anders der Vorsizende der Arzneimittelkommission der deutschen Ärzteschaft, Wolf-Dieter Ludwig. Er bewertete die Daten der Roche-Studie schon damals skeptisch. »Die schnelle Zulassung ändert nichts daran, dass die in der Presse verbreiteten Aussagen nicht zutreffen«, sagt Ludwig. »Die Überlebensrate steigt nicht dramatisch, und zahlreiche Fragen, etwa zum Schadenspotenzial sind nicht beantwortet«, fügt Ludwig hinzu.

---

86 *Berliner Kurier*, 24. 11. 2006.
87 *Stern*, 10. 12. 2005.
88 *Roche-Magazin* vom September 2006

Vier Jahre später zeigen die vom Hersteller Roche nur spärlich veröffentlichten Daten, dass Ludwig leider recht hatte. Frauen *mit fortgeschrittenem Brustkrebs* profitieren von Herceptin, bei Frauen *mit Brustkrebs im Frühstadium* – und nur um die ging es in dieser Kampagne – sind die Erfolge sehr bescheiden. »Brustkrebs im Frühstadium ist heilbar, da wird ein Therapieerfolg in Zehn-Jahres-Überlebensraten und nicht in Monaten gemessen«, schreibt die Leiterin des Wiener Ludwig-Boltzmann-Instituts, Claudia Wild, in ihrem Buch *Zahlenspiele in der Medizin*.[89] Nach vier Jahren Nachbeobachtung der Patientinnen in der Zulassungsstudie zeigt sich: »Der anfänglich als Aufsehen erregend gefeierte Therapieerfolg flachte ab und verliert sich zunehmend.« Auf der Internetseite der Firma Roche findet sich nur die Pressemitteilung, wonach die HERA-Studie zeige, dass »nach einer durchschnittlichen Nachbeobachtungszeit von vier Jahren fast neunzig Prozent der mit Herceptin behandelten Patientinnen noch am Leben« waren. »Nicht geschrieben steht«, so Claudia Wild, »dass auch fast neunzig Prozent jener Frauen noch leben, die kein Herceptin erhalten hatten.«[90]

Michael Untch äußert sich heute kaum noch öffentlich zu diesem Thema. An etwa vierzig, von der Firma Roche gesponserten Studien habe Untch bis dahin mitgewirkt, berichtet Roche im Jahr 2006. Er schrieb Artikel im *Deutschen Ärzteblatt*, kann auf viele wissenschaftliche Publikationen verweisen und ist in der »gynäkologischen Arbeitsgemein-

---

[89]   Claudia Wild, Brigitte Piso (Hg.): *Zahlenspiele in der Medizin*, Wien 2010.
[90]   Ebenda, S. 39.

schaft Onkologie« an der Formulierung von Leitlinien beteiligt. Er hat seine Funktion im Interesse des Herstellers
erfüllt. Allerdings sollte nicht verschwiegen werden, dass
Untch auch mit anderen Firmen – etwa mit GlaxoSmith-
Kline im Jahr 2007 – eng zusammenarbeitete.

Angesichts solcher Strukturen, in denen Ärzte auch
Patienten gegen Krankenkassen in Stellung bringen, ist es
nachvollziehbar, dass Kassenvertreter bisher nie mit dem
Wunsch einer Nutzenbewertung von Herceptin *bei Brustkrebs im Frühstadium* an den G-BA und das IQWiG heran-
getreten sind. Angesichts der bescheidenen Erfolge, der
möglichen Toxizität und der hohen Kosten – auch anderer
Krebsmedikamente – wiederum nicht.

Die jahrelange Diskussion über den Einfluss der Pharmaindustrie auf so genannte wissenschaftliche Meinungs-
führer hat Spuren hinterlassen – auch im übergeordneten
Dachverband, in der »Arbeitsgemeinschaft Wissenschaftlicher Medizinischer Fachgesellschaften« (AWMF) vollzieht
sich ein Kurswechsel. Am 23. April 2010 verabschiedet
eine Arbeitsgruppe umfangreiche »Empfehlungen zum
Umgang mit Interessenkonflikten«. Die Autoren von Artikeln in Publikationsorganen der Fachverbände müssen
ihre Interessenkonflikte offen benennen, Kongresse von
Fachgesellschaften sollen von der »Industrie weitgehend
unbeeinflusst« bleiben und zur Stärkung der »Integrität«
der Fachgesellschaften führen, damit Fort- und Weiter-
bildung in hoher Qualität angeboten werden könnten.[91]
Für die Erstellung von Leitlinien gilt nun ein detailliertes
Regelwerk: Dazu hat die AWMF – wie das IQWiG sechs

[91] AMMF Mitteilungen zur Pressekonferenz am 11. 6. 2010 in Berlin.

Jahre zuvor – ein Formblatt entwickelt. Gefragt wird nach Berater- und Gutachtertätigkeiten, nach Honoraren für Vorträge, nach dem Besitz von Patenten oder Aktien. Grundsätzlich soll gelten: »Mitwirkende mit Interessenkonflikten, die […] als befangen bewertet wurden, sollen nicht an der Bewertung der Evidenzen und der Konsensfindung mitwirken.«

Die Auoren der Leitlinien müssen Erklärungen zu Interessenkonflikten abgeben, die dann im »Leitlinienreport« im Detail veröffentlicht werden. Bei Verstößen drohen Sanktionen, die Leitlinien sollen dann nicht veröffentlicht werden.

Ein erster, wichtiger Schritt.

David Klemperer von der Medizinischen Hochschule Regensburg war an der Erstellung dieses neuen Regelwerks beteiligt. Wichtig sei, dass die AWMF zur Definition von »Interessenkonflikten« objektive Tatbestände (Honorare, Funktionen, Besitz von Geschäftsanteilen oder Patenten) gewählt habe. Das schließe subjektive Einschätzungen der Betroffenen aus. »Der Erhalt eines Honorars ist ein klarer Sachverhalt. Ob sich dieser Sachverhalt auf das Urteilsvermögen auswirkt, entzieht sich der Nachweisbarkeit, und zwar selbst dann, wenn die Beeinflussung Außenstehenden offensichtlich erscheint«, meint Klemperer. »Betroffene Personen neigen sehr stark dazu, Beeinflussung nicht wahrzunehmen.« Psychologen sprechen von einem »bias blind spot« – einem Blinden Fleck für Beeinflussung. Dieses Phänomen ist in Studien vielfach belegt.

Auch in den USA ist der Industrie-Einfluss auf die Fachverbände und die Leitlinien ein wichtiges Thema. Barack Obama hat sich zu einem entscheidenden Schritt durchgerungen: Die Pharmafirmen müssen ab 2012 ihre finanziellen Verflechtungen offenlegen.

Ein unkontrolliertes Experiment:
Die Brachytherapie und die
Deutsche Krankenhausgesellschaft

Georg Baum trägt kein Schild am Anzug, das ihn als solchen ausweist, doch er ist der Inbegriff eines Lobbyisten: Er ist Mitte fünfzig, hat grau meliertes Haar und wirkt einigermaßen seriös, verkauft sich gut. Er ist Hauptgeschäftsführer der Deutschen Krankenhausgesellschaft, des Dachverbands der Kliniken. Georg Baum macht seine Sache gut, so gut, dass engagierte Mitglieder im G-BA seine Rolle dort sogar als »Fluch« bezeichnen und über das intellektuelle Niveau seiner Argumente oft die Augen verdrehen.

Baum ist längst nicht so bekannt wie die Cheflobbyistin der Pharmaindustrie, Cornelia Yzer, aber mindestens genauso erfolgreich. »Gegen die Macht der deutschen Krankenhäuser unternimmt keiner was im Ministerium«, sagt der ehemalige Abteilungsleiter Franz Knieps. »Da hat man alle gegen sich: die Klinikchefs, die Gewerkschaften, die Pfarrer, die Chefärzte, die Abgeordneten, die Lokalpolitiker – da fallen einem sogar die Leute aus der eigenen Partei in den Rücken.« Das ist nicht zuletzt der Verdienst von Georg Baum.

Deutsche Kliniken arbeiten mit dem so genannten Verbotsvorbehalt, der es ihnen erlaubt, neue Diagnose- und

Therapieverfahren einzuführen, ohne dass sie vorher in Studien überprüft wurden. Das soll Innovationen fördern und alle Patienten schnell am technischen Fortschritt teilhaben lassen. Es fördert zugleich aber auch massiven Lobbyismus.

Wenn der Chefarzt einer Klinik ein neues Diagnose- oder Operationsverfahren für ausgereift hält, wenn Gerä-tehersteller und Chefarzt ein gutes Verhältnis pflegen und wenn der Verwaltungsleiter des Krankenhauses glaubt, mit dieser Neuerung die Fallzahlen steigern zu können, dann wird sie angeschafft. Die Klinik stellt einen so genannten NUB-Antrag – einen Antrag auf eine »neue Untersuchungs- und Behandlungsmethode« –, mit den Krankenkassen wird ein Preis ausgehandelt, der noch vom Institut für das Entgeltsystem im Krankenhaus (InEK) genehmigt wird – und schon ist das neue Verfahren Teil der Versorgung im Krankenhaus. Andere Kliniken ziehen nach, kaufen auch das Gerät, operieren, therapieren, und die Krankenkassen müssen die neue Behandlungsmethode bezahlen.

Peter Sawicki nennt ein solches Vorgehen ein »unkontrolliertes Experiment« – Georg Baum nennt Sawickis Äußerungen »innovationsfeindlich«.

Am 27. März 2000 wird in der berufsgenossenschaftlichen Unfallklinik in Frankfurt am Main einem 61-jährigen Mann mit Hilfe eines Roboters ein künstliches Kniegelenk eingesetzt. Es ist die erste Operation dieser Art. Die nächste findet ein paar Tage später statt. Doch der Roboter »Robodoc« ist bereits länger an der Klinik im Einsatz. Vor der ersten Kniegelenkoperation hat er seit 1994 allein an dem Frankfurter Klinikum bereits etwa 2700 Hüftgelenke eingesetzt.[92]

Mit Hilfe dieses innovativen Geräts der US-Firma Intergrated Surgical Systems (ISS) Robodoc wird in Deutschland fleißig operiert – nicht nur in Frankfurt. Heute sind Hunderte von Patienten zu Krüppeln operiert, die Geräte längst entsorgt. 650 Geschädigte haben sich zu einer Selbsthilfegruppe zusammengeschlossen, führen Prozesse. Manche können nur noch an Krücken gehen oder sitzen im Rollstuhl.

Der Robodoc hat ungewöhnlich häufig Nerven und Muskeln beschädigt. Der Journalist Herbert Stelz berichtet Ende 2003 im ARD-Magazin *Monitor* zum ersten Mal über solche Schädigungen. Die Operationen werden schließlich eingestellt.

Wie ist es möglich, dass dieses neue Verfahren in Kliniken praktisch ungeprüft in die stationäre Versorgung gelangte? Die Bewertung der »Innovationen« beruht häufig nur auf Fallserien.

Dabei werden die Patienten nach dem Eingriff zwar beobachtet, eine Vergleichsgruppe gibt es aber nicht. Nachteile werden so häufig übersehen, Vorteile überschätzt. Nach randomisierten, kontrollierten Studien, in denen das neue Verfahren mit normalen Operationen verglichen wird, sucht man hingegen vergeblich. Solche Studien, die die Wirksamkeit der neuen Methode beweisen könnten, werden vom Gesetzgeber auch nicht gefordert – diese Vorschrift gibt es nur für Medikamente.

Ein anderes Problem ist, dass die neuen Verfahren über-

[92] *Spiegel* online, 27. 3. 2000.

all eingeführt werden können: Jede Klinik kann das Gerät anschaffen und, wenn es als »NUB« genehmigt ist, abrechnen. Die Krankenkassen zahlen, und die Patienten erfahren nicht, wie experimentell das neue Diagnose- oder Behandlungsverfahren ist.

Zeitgleich mit dem »Robodoc-Skandal« landet das Thema »Verbotsvorbehalt« am 15. März 2005 auf der Tagesordnung im G-BA. Eine neue Verfahrensordnung soll verabschiedet werden, der »Verbotsvorbehalt« steht auf dem Prüfstand.

Peter Sawicki setzt sich vehement für eine Änderung ein. »Das Neue ist nicht *per se* besser, sondern wird es erst durch den Nachweis, dass es gegenüber dem Bisherigen überlegen ist«, lautet sein Argument. Er zählt eine ganze Reihe von Beispielen auf, wo Patienten geschadet wurde. Eines seiner Beispiele ist der Fall Robodoc. Aber er nennt auch Innovationen, die lange unbeachtet blieben, ein Schattendasein fristeten und trotz ihres Nutzens erst viel zu spät den Patienten zugutekamen. Auch das ist auf den Mangel an vergleichenden Studien zurückzuführen.

Sawickis Vorschlag lautet: Einige Kliniken – und die könnten sich abwechseln – bekämen ein größeres Budget und könnten sich mit solchen Forschungsprojekten einen Namen machen. »Es ist eine einmalige Chance für die deutschen Krankenhäuser, sich wissenschaftlich zu profilieren und so endlich auch der deutschen Medizin weltweit zu Anerkennung zu verhelfen«, wirbt Sawicki in der Sitzung.

Auch wenn die Deutsche Krankenhausgesellschaft sich gegen den Vorschlag stellt, wird sie am Ende im G-BA überstimmt – von den Vertretern der Krankenkassen und von der Kassenärztlichen Bundesvereinigung, der Lobby-gruppe für die Interessen der niedergelassenen Ärzte. Auch Rainer Hess, der unparteiische Vorsitzende, stimmt für die Neuerung.

Der Beschluss enthält eine wegweisende Änderung: In Kliniken sollen künftig neue Maßstäbe gelten. »Innovationen« – die auch in der ambulanten Behandlung eingesetzt werden können – dürfen künftig nicht mehr ungezügelt und unkontrolliert an allen Krankenhäusern bundesweit eingeführt werden. Patienten sollen mit neuen Diagnose- oder Operationsverfahren zuerst nur an ausgewählten Kliniken oder Praxen im Rahmen von Studien behandelt werden – die Kosten dafür von den Krankenkassen getragen werden. Die Patienten hätten also Zugang zu neuen Behandlungsmethoden, nur nicht in allen Krankenhäusern – und sie wüssten, dass es sich noch um ein experimentelles Verfahren handelt. Die Innovation würde unter »kontrollierten Bedingungen« eingeführt. Im Falle von Robodoc hätte eine solche Studie den Schaden viel schneller sichtbar werden lassen, hätte vielen Menschen viel Leid erspart. In anderen Ländern wie der Schweiz ist es längst üblich, dass Behandlungen erst dann für alle Krankenhäuser freigegeben werden dürfen, wenn die Studien positiv ausgefallen sind.

Der Beschluss des G-BA wäre der Anfang vom Ende des Verbotsvorbehalts in Deutschland. Daher ist die Deutsche Krankenhausgesellschaft auch nicht bereit, aufzugeben. Sie wendet sich an das Bundesgesundheitsministerium und hat Erfolg: Ministerin Ulla Schmidt legt ihr Veto gegen die neue Verfahrensordnung ein. Nur in Ausnahmefällen, so genannten Modellprojekten, sollen künftig neue

Verfahren vor der flächendeckenden Einführung in Studien überprüft werden – in der Regel können die Kliniken Geräte anschaffen und einsetzen wie eh und je.

Peter Sawicki hält dieses Veto für ein »Armutszeugnis« der Politik, für ein Einknicken vor Partikularinteressen. Noch heute ärgert er sich, dass Ulla Schmidt zurückgewichen ist, und wirft ihr Ideenlosigkeit und mangelnden Gestaltungswillen vor. Dem Schutz der Patienten dient das nicht, ist er sich sicher, ebenso wenig dem medizinischen Fortschritt. Sawicki will, dass Patienten schnell Zugang zu wirklichen Innovationen erhalten, doch er ist überzeugt, dass dies im Rahmen von kontrollierten Studien besser gelingen könnte.

Nicht zuletzt hätte man auch die Chance, das Gesundheitssystem weniger zu belasten und für alle bezahlbar zu halten. Die Kosten im Krankenhausbereich steigen rapide, in die Höhe getrieben durch das unglaubliche Tempo, in dem immer neue Verfahren und Geräte angeboten werden. Hier müsste man die Spreu vom Weizen trennen und so nicht nur die Ausgaben vermindern, sondern auch die bestmögliche Behandlung für den Patienten gewährleisten.

Solange die Politik eine geprüfte Einführung neuer Behandlungen im Krankenhaus nicht gesetzlich vorschreibt, wirkt sich auch der Wettbewerb unter den Krankenhäusern nachteilig auf die Kosten des Gesundheitssystems aus. Wie oft werben Kliniken mit neuen Behandlungsverfahren, mit neuen Geräten, um gegenüber anderen Kliniken zu »punkten«, um sich ins Gespräch zu bringen und »Fälle zu generieren«.

Mit einem dieser Fälle hat sich das IQWiG besonders intensiv beschäftigt. Im Dezember 2004 beauftragt der

G-BA das IQWiG, die LDR-Brachytherapie hinsichtlich »patientenrelevanter Therapieziele« (zum Beispiel Überlebensrate, krankheitsfreie Überlebensrate, Nebenwirkungen wie Impotenz, Inkontinenz) zu bewerten.

Prostatakrebs ist die häufigste Krebserkrankung beim Mann: 60 000 Neuerkrankungen werden jährlich registriert, Tendenz steigend. Bislang treten rund neunzig Prozent aller Tumore bei Männern über sechzig Jahren auf, bei Männern unter fünfzig Jahren ist diese bösartige Wucherung selten und meist erblich bedingt.

Grund für den Anstieg der Fälle ist der so genannte PSA-Blut-Test[93], der immer mehr Männern von niedergelassenen Urologen angeboten wird – und zwar gerade Männern, die keine Symptome haben. Der PSA-Blut-Test soll der Früherkennung dienen. Bisher werden die Tests nicht von den Krankenkassen bezahlt, da noch nicht nachgewiesen werden konnte, dass die Früherkennung einen Überlebensvorteil für die Betroffenen hat.

Doch viele Männer lassen sich darauf ein, wenn sie von ihrem Arzt darauf angesprochen werden, und bezahlen den PSA-Test aus eigener Tasche – aus Angst vor Krebs und in der Hoffnung, diese Art der Vorsorge könnte ihnen Schlimmes ersparen. Dabei hat der Test eine heikle Bilanz: Erste Auswertungen der Europäischen Screening-Studie, in der der Test an 180 000 Männern erprobt wurde, zeigen, dass im Laufe von neun Jahren 1410 Männer den Test machen müssen, um einen einzigen vor dem Tod an Prostatakrebs zu retten. Doch weil der Test nicht treffsicher ist, erhalten gleichzeitig 48 andere Männer eine Prostata-

93 PSA-Blut-Test: Prostata-spezifisches Antigen.

Diagnose, die sie ohne den Test nicht bekommen hätten, und müssen unnötige Behandlungen über sich ergehen lassen. Eine amerikanische Screening-Studie zeigte überhaupt keinen Einfluss des PSA-Vorsorge-Tests auf die Sterblichkeit.

Was die Betroffenen oft nicht wissen: Protstatakrebs ist – vor allem bei älteren Männern – ein meist sehr langsam wachsender Krebs, der sich womöglich im ganzen Leben nie bemerkbar gemacht hätte, klinisch also nicht relevant geworden wäre. Autopsiestudien an Männern, die an anderen Ursachen gestorben sind, zeigen, dass bei vielen Männern über 75 kleine Tumoren in der Prostata vorhanden sind, die die Patienten nicht bemerkt haben, die sie nicht gestört haben und an denen sie nicht gestorben sind.[94] Wenn nach einem PSA-Test solch ein kleiner Tumor gefunden wird, macht das Männern meist so viel Angst, dass sie einer Therapie zustimmen.

Beim Prostatakrebs gilt die Operation als Behandlung erster Wahl. Weitere Behandlungsmöglichkeiten sind Hormontherapie, Chemotherapie, herkömmliche Strahlentherapie, Brachytherapie sowie das »Zuwarten«, das aktive Überwachen des Tumors. Welche Methode angewendet wird, hängt davon ab, ob der Tumor zum Zeitpunkt der Diagnose noch lokal auf die Vorsteherdrüse begrenzt ist oder ob er bereits umgebendes Gewebe befallen und Tochtergeschwülste (Metastasen) in Lymphknoten und anderen Organsystemen gebildet hat.

[94] Vgl. Autopsiestudien von Sakr et al.: 34 Prozent aller Männer haben bereits im 50. Lebensjahr einen nachweisbaren Tumor, das Lebenszeitrisiko für eine Diagnose liegt aber nur bei 12,3 Prozent. Vgl. Koch, Weymayr: *Mythos Krebsvorsorge*, Frankfurt 2003.

Wie der Patient behandelt wird, hängt auch davon ab, an welchen Facharzt der Betroffene sich wendet: Urologen raten bei einem lokal begrenzten Krebs eher zur Operation, Strahlentherapeuten oder Radiologen empfehlen eher eine normale Bestrahlung oder die neuere Brachytherapie – Vorlieben und wirtschaftliche Interessen des jeweiligen Facharztes, die bei der Wahl der Therapie eigentlich keine Rolle spielen dürften.

»Um es auf den Punkt zu bringen: In Deutschland wird bei immer mehr Männern ein lokal begrenztes Prostatakarzinom diagnostiziert, aufgrund des PSA-Tests, und wir wissen, dass viele Männer gar keine Behandlung bräuchten«, sagt IQWiG-Mitarbeiter Klaus Koch, der seit vielen Jahren die Diskussion um den PSA-Test verfolgt. »Bei diesen Männern werden viele Verfahren breit eingesetzt, von denen sie nur Nachteile haben können. Im Grunde ist das ein Skandal.«

Obwohl die Operationsmethoden verfeinert wurden und sich Kliniken auf diese Operation spezialisiert haben, lassen sich unerwünschte Folgeerscheinungen der radikalen Prostataentfernung wie Verlust der Erektionsfähigkeit (Impotenz) sowie Stuhl- und Harninkontinenz nicht ganz vermeiden. Als angeblich komplikationsärmere Alternative bei kleinen und lokal begrenzten Tumoren wird seit rund zwanzig Jahren die »LDR-(Low-Dosis-Rate)-Brachytherapie« eingesetzt – eine Art Strahlentherapie. Dazu werden schwach radioaktive Körnchen (so genannte Seeds) über Hohlnadeln direkt am Tumor in die Prostata eingeführt. Der Tumor wird über ein bis zwei Jahre gezielt bestrahlt (in dieser Zeit baut sich das radioaktive Material ab) und soll so völlig zerstört werden, während das umliegende Gewebe (Harnblase, Enddarm) dabei geschont wird. Als Vorteile gegenüber der Operation wird eine geringere Rate an Nebenwirkungen (Impotenz, ungewolltes Wasserlassen) angeführt.

»Diese Behandlungsmethode hat verschiedene Vorteile für den Patienten. Zum einen gibt es wesentlich weniger Nebenwirkungen hinsichtlich Kontinenz und Impotenz als bei der radikalen Operation, die ebenfalls in unserem Hause durchgeführt wird«, heißt es etwa auf der Internetseite der HELIOS Karl-Agnes-Klinik in Bad Schwartau. Die Kölner »Klinik am Ring« preist die Brachytherapie als »absolut gleichwertige Alternative zur Operation«. »Neueste Studien bestätigen dies auch im Langzeitvergleich«, schreibt sie auf ihrer Internetseite. Die angeführten Studien stammen allerdings von 2001 (Radge) und 2002 (Stone). Und weiter: »Heilungsraten aus großen amerikanischen Zentren werden mit 80–90 Prozent für die so genannten frühen Stadien der Erkrankung angegeben.«

Bisher wurde die Brachytherapie nur in Kliniken durchgeführt, weil es dort möglich war, wegen des Verbotsvorbehalts auch Behandlungsmethoden ohne Nutzennachweis anzuwenden. Wenn aber nun der G-BA den Eingriff als wirksam und wirtschaftlich anerkennt, wäre es ebenso gut und wahrscheinlich kostengünstiger, die Behandlung ambulant durchzuführen. Für niedergelassene Ärzte war dies noch nicht möglich, da für sie der »Genehmigungsvorbehalt« galt und deshalb können Ärzte die Brachytherapie nicht mit den Krankenkassen abrechnen. Mit einer Ausnahme: Einigen Ärzten, die im Rahmen von Modellversuchen, der »integrierten Versorgung«, diesen Eingriff ambulant durchführten, wurde die Brachytherapie schon vorher vergütet.

Es ist diese anscheinend widersinnige Regelung, die im Jahr 2002 die Kassenärztliche Bundesvereinigung auf den Plan ruft. Warum soll die Brachytherapie denn nur den Kliniken erlaubt sein?, fragen die Vertreter der niedergelassenen Ärzte im G-BA. Unter diesem Druck wird das IQWiG schließlich mit einer Nutzenbewertung beauftragt.

Am 19. März 2007 präsentiert das Institut das ernüchternde Ergebnis seiner Untersuchung: Der Nutzen der LDR-Brachytherapie bei einem lokal begrenzten Prostatakarzinom sei nicht belegt, eine verlässliche Aussage zu treffen aufgrund der schlechten Studienlage nicht möglich.

Drei Jahre lang hat das IQWiG nach randomisierten, kontrollierten Studien und anderen fundierten Untersuchungen gesucht. Erfolglos – denn solche existieren schlichtweg nicht, obwohl die Therapie seit zwanzig Jahren im Krankenhaus angewandt wird. Das IQWiG stößt bei seiner Recherche ausschließlich auf Beobachtungsstudien und Fallserien, vor allem aus den USA. Doch solche Studien können lediglich zur Formulierung von Hypothesen dienen, sind anfällig für Verzerrungen und falsche Schlussfolgerungen und können in der Regel allenfalls vage Hinweise liefern. Damit fehlt der Beweis für eine Wirksamkeit der Brachytherapie. Die schnelle und unkontrollierte Ausbreitung der Methode erscheine daher »bedenklich«, schreibt das Institut in seinem Abschlussbericht und verweist außerdem auf Berichte aus anderen Ländern, die zu einem ähnlichen Ergebnis kommen.[95]

Bezüglich der Nebenwirkungen stieß die systematische

---

[95] Abschlussbericht, Brachytherapie beim lokal begrenzten Protatakarzinom, Auftrag N04-02, Stand 17. 1. 2007, S. 96.

Übersichtsarbeit des IQWiG zwar auf »Hinweise«, dass die Brachytherapie seltener zu Erektionsstörungen oder einer Harninkontinenz führt als Operationen, doch dies gilt auch für die konventionelle Strahlentherapie. Zudem litten die Patienten bei Brachytherapie und konventioneller Strahlentherapie unter den gleichen Nebenwirkungen, sie würden bei der Brachytherapie allenfalls später auftreten.[96]

Möglicherweise könnte sich die neuere Therapie weniger nachteilig auf die »Enddarmfunktion« auswirken. Doch diese Hinweise reichen dem IQWiG als Nutzenbeleg nicht aus, »weil bislang nicht gesichert ist, dass diese Therapie im Hinblick auf das (krankheitsfreie) Überleben der Patienten zumindest gegenüber den alternativen Behandlungsmöglichkeiten gleichwertige Ergebnisse verspricht«.[97] Es sei nicht sicher auszuschließen, dass Patienten nach einer Brachytherapie früher sterben oder weniger lange krankheitsfrei überleben.

Die Kassenärztliche Bundesvereinigung (KBV) und Bundesärztekammer bewerten die Studienlage ähnlich: Die Wirksamkeit sei mit kontrollierten Studien bisher nicht nachgewiesen worden. Trotzdem empfiehlt die KBV, die Behandlung im ambulanten Bereich zuzulassen und zu bezahlen.[98] Die vagen Hinweise auf geringere Nebenwirkungen reichen der KBV aus: Angesichts dieser Erkenntnislage könne man den Patienten diese Therapieoption im ambulanten Bereich nicht länger vorenthalten. Eine Verbesse-

---

[96] Ebenda, S. viii.
[97] Abschlussbericht, S. 96.
[98] http://www.bundesaerztekammer.de/30/HTA/70.pdf, *Deutsches Ärzteblatt*, 12. 6. 2009.

rung der Studienlage durch aussagekräftige randomisierte Studien sei zwar »wünschenswert«, räumt KBV-Dezernatsleiter Dr. Paul Rheinberger ein, nutzt dieses Manko aber zugleich als verblüffendes Argument für die Brachytherapie. »Die aus den Besonderheiten des Prostatakarzinoms resultierenden Probleme bei der Generierung derartiger Studien lassen einen solchen Erkenntnisgewinn jedoch auf absehbare Zeit nicht erwarten.«[99]

So verwundert es nicht, dass das Gutachten des IQWiG bei den Kassenärzten nicht gut ankommt. »Der Druck der niedergelassenen Ärzte war enorm«, erinnert sich Axel Meesen, damals der Vertreter des Spitzenverbands Bund der Krankenkassen im G-BA. Der Druck war so groß, dass selbst Rainer Hess, der unparteiische Vorsitzende, fast bereit war, den Forderungen nachzugeben – gegen seine eigene Überzeugung.

Die Befürworter der Brachytherapie im G-BA verlangten zudem, die Ansprüche an den Nachweis eines Nutzens herunterzuschrauben. Wenn es keine zuverlässigen Studien gebe, solle man eben das heranziehen, was es gibt, und das seien Fallserien. Doch wegen der großen Gefahr eines Fehlurteils kämpft Sawicki und verlangt auch hier randomisierte, kontrollierte Studien.

Das Argument, Patienten seien für solche Studien nicht zu gewinnen, lässt der Institutsleiter nicht gelten. »Das ist eine Frage der Aufklärung«, sagt Sawicki den Vertretern der Kassenärzte. Man müsse den Patienten ehrlich erklären, was die Ärzte über die richtige Behandlung dieses Tumors wissen und was sie alles nicht wissen. Eine Ärztin

[99] Quelle: *Deutsches Ärzteblatt*, 12. 6. 2009.

aus Kanada, Prof. Junita Crook von der Universitätsklinik Toronto, hatte eine randomisierte, kontrollierte Studie zum Vergleich zwischen Brachytherapie und Operation begonnen, diese aber abbrechen müssen, weil die beteiligten Studienärzte in den USA nicht genügend Patienten rekrutieren konnten. Crook gibt Sawicki recht. »In Kanada waren wir erfolgreich, weil wir die Patienten in kleinen Gruppen sehr genau aufgeklärt haben, mit einem Urologen und einem Radiologen, die den möglichen Nutzen und Schaden beider Behandlungen aufzeigten«, schreibt sie in einer Mail.[100]

Auch Prof. Jürgen Wasem, der bei diesem Auftrag als Sachverständiger für das IQWiG tätig war und sich ansonsten gerne als Kritiker des IQWiG profiliert, verteidigt das Institut: Die Schlussfolgerungen der Kassenärztlichen Bundesvereinigung seien »nicht evidenzgedeckt«. Vom IQWiG zu verlangen, mit der Evidenz noch weiter herunterzugehen, mit anderen Worten, noch schlechtere Studien in die Bewertung einzubeziehen, sei »nicht hinnehmbar«.[101]

Dabei ist die Studienlage nicht nur bei der Brachytherapie dünn. Auch die Lehrmeinung, nach der die Operation als Therapie erster Wahl beim lokal begrenzten Prostatakrebs gilt, stützt sich nur auf eine einzige Studie. Diese stammt aus Schweden und wurde mit 700 Patienten durchgeführt – immerhin aber randomisiert und kontrolliert. Die Patienten wurden nach dem Zufallsprinzip in zwei Gruppen geteilt – die Patienten der einen Gruppe

---

[100] Zitiert nach IQWiG-Abschlussbericht, ebenda, S. 189.
[101] Zitiert nach IQWiG-Abschlussbericht Brachytherapie, Protokoll der Anhörung, S. 172 und 173.

wurden operiert, bei der anderen Gruppe galt das Prinzip des Zuwartens, der »aktiven Überwachung«, um dann, falls nötig, später eine Therapie durchzuführen. Nach zehn Jahren unterschieden sich die Ergebnisse kaum. In der Gruppe der operierten Männer starben etwa fünf Prozent weniger an einem Prostatakarzinom als in der Gruppe, bei der das Prinzip des »aktiven Zuwartens« galt. Und dieser Vorteil war auf Männer unter 65 Jahren beschränkt, bei der Altersgruppe der über 65-Jährigen ergaben sich keine Unterschiede zwischen den Patientengruppen. Mit anderen Worten: Operation und »aktives Zuwarten« waren in dieser Altersgruppe gleichwertig.[102]

Allerdings wurde nur bei zwei Prozent der Patienten der schwedischen Studie der Tumor durch einen PSA-Test entdeckt – inzwischen ist dieser Anteil weitaus höher. Weil unter den PSA-entdeckten Tumoren viele sind, die wahrscheinlich nie gefährlich würden, dürfte der Unterschied heute eher noch geringer ausfallen.

In einer Talkrunde mit Frank Plasberg im Juni 2009 geht es um genau dieses Problem: Studiogast ist der frühere Handball-Nationalspieler Ulrich Roth (47), der einen PSA-Test gemacht hat und bei dem ein Tumor im Frühstadium entdeckt wurde. Studiogast ist auch Peter Sawicki. Betroffene rufen an, wollen von ihm wissen, welche Behandlung am besten sei. »Was empfehlen Sie?«, fragt Frank Plasberg Peter Sawicki. »Was soll ich empfehlen, wenn keine Methode wirklich gut untersucht ist«, antwortet Sawicki. Einen Moment lang wirkt Frank Plasberg ziemlich hilflos.

[102] http://www.ncbi.nlm.nih.gov/pubmed/18695132.

Dennoch: Die Gesellschaft für Urologie, die Vertreter der Kassenärztlichen Bundesvereinigung, die Deutsche Krankenhausgesellschaft und auch der Sprecher des Bundesverbands Prostata-Selbsthilfe, alle kritisieren übereinstimmend das Ergebnis des IQWiG-Berichts und verlangen, dass noch schlechtere Studien in die Bewertung einbezogen werden – wohl in der Hoffnung, dass sich irgendwann schon ein Vorteil zeigen werde.[103] Die Deutsche Krankenhausgesellschaft verteidigt ihre Pfründe, die Kassenärztliche Bundesvereinigung will ein neues Geschäftsfeld erschließen, von dem Urologen und Strahlentherapeuten profitieren, und der Patientenverband klammert sich an jeden Strohhalm, der Hoffnung auf Heilung verspricht.

In einem Gremium des G-BA wird über zwei Jahre lang diskutiert – ein Ausdruck gegenseitiger Blockade. Erst im Juni 2009, zweieinhalb Jahre nach Abschluss des IQWiG-Gutachtens, einigen sich die Vertreter der Krankenkassen und der Kassenärzte: Bevor die Brachytherapie in der ambulanten Versorgung eingeführt wird, soll eine randomisierte, kontrollierte Studie die offenen Fragen klären. In ihr soll die Brachytherapie mit der Operation, der normalen Bestrahlung und mit der Strategie des »aktiven Zuwartens« verglichen werden.

Georg Baum, Hauptgeschäftsführer der Deutschen Krankenhausgesellschaft, gefällt das überhaupt nicht. Er befürchtet, dass mit der Studie auch die Anwendung der Brachytherapie im Krankenhaus in Frage gestellt wird.[104]

Ende 2009 ist das Konzept der Studie fertig. Es sieht vor,

---

[103] Vgl. Stellungnahme der Deutschen Krankenhausgesellschaft zum IQWiG-Bericht, zit. nach IQWiG-Abschlussbericht, S. 194.
[104] Zitiert nach *Ärzte Zeitung*, 19. 6. 2009.

dass Patienten in Krankenhäusern und in Praxen nach dem Zufallsprinzip in vier Gruppen geteilt werden – und dann die Erfolge der verschiedenen Therapien miteinander verglichen werden. Bis die Studie beendet ist und die Ergebnisse vorliegen, soll sich für die Patienten nichts ändern: Die LDR-Brachytherapie darf weiterhin zur Behandlung des lokal begrenzten Prostatakarzinoms im Krankenhaus eingesetzt und von den Krankenkassen bezahlt werden.

Doch eines ist auch im Herbst 2010 noch unklar: Wer kommt für die Kosten der Studie auf? Bisher sträubt sich der Spitzenverband Bund der Krankenkassen, die Gesamtkosten einer solchen Studie zu übernehmen, also nicht nur die Kosten der Behandlung, sondern auch die Kosten für die Dokumentation und Auswertung der Daten. Das würde etwa zehn Millionen Euro kosten, doch diese Summe ist immer noch ein Bruchteil dessen, was für womöglich sinnlose Behandlungen und zum Schaden der Betroffenen ausgegeben wird. Zudem würde man endlich Klarheit schaffen, ob und wie die beim Mann häufigste Krebsart behandelt werden soll.

Peter Sawicki hatte bei seiner Bewertung sowohl die Kassenärztliche Bundesvereinigung als auch die Deutsche Krankenhausgesellschaft gegen sich. Auch dass er im Plenum des G-BA vehement gegen den Wunsch der Kassenärzte streitet, das Verfahren in die ambulante Versorgung aufzunehmen, hat bei den niedergelassenen Ärzten wenig Freude ausgelöst. Nach einer Vorbesprechung der Kassenärzte und vor der entscheidenden Sitzung des G-BA empfiehlt ihm der damalige Vorsitzende der Kassenärztlichen Vereinigung Nordrhein, Leonhard Hansen, sich bei der Diskussion lieber zurückzuhalten – die Stimmung sei jetzt gegen ihn. Doch taktische Überlegungen interessieren Sawicki wenig.

Seitdem die Ablösung Peter Sawickis beschlossen ist, macht auch Baum aus seinem Herzen keine Mördergrube: »Immer wieder war die Haltung des IQWiG zu kritisieren, Diagnostik- und Therapieverfahren fast ausschließlich am Vorhandensein von Studien der höchsten Evidenzstufe zu messen bzw. darauf geradezu fixiert zu sein«, schreibt Georg Baum als Lobbyist der Kliniken.

Dabei ist gerade das Gutachten zur Brachytherapie ein gutes Beispiel dafür, dass diese Behauptung nachweislich falsch ist. Georg Baum fordert: »Die personelle Neubesetzung an der Spitze des IQWiG muss als Chance zur methodischen Weiterentwicklung genutzt werden« – was Baum will, ist klar, ob das zum Nutzen der Patienten sein wird, ist es weit weniger.

Fassen wir zusammen: Im Jahr 2002 beginnt der G-BA die Diskussion über die Aufnahme der Brachytherapie in die ambulante Versorgung. 2005 wird das IQWiG beauftragt, den Nutzen zu bewerten. 2007 liegt das IQWiG-Gutachten vor: Es kann keine gesicherten Vorteile erkennen – obwohl das Institut Studien einbezieht, die eigentlich den selbst gesetzten Ansprüchen nicht genügen. Der G-BA braucht wiederum zwei Jahre, um zu beschließen, dass eine randomisierte, kontrollierte Studie durchgeführt werden soll – das Konzept dafür liegt vor. Im Herbst 2010 scheint die Finanzierung durch Sponsoren endlich gesichert. Jetzt müssen die Fachgesellschaften mit der Studie beginnen, doch sie verhalten sich zögerlich. Vielleicht aus Sorge, mit einer solchen Studie das eigene Geschäftsfeld zu untergraben.

Eine Fallstudie:
Wie für die Brachytherapie geworben wird

Nachdem, was man heute weiß, stellt sich durchaus die Frage: Räumt man eigentlich offen ein, dass die Ergebnisse der Brachytherapie (insbesondere die krankheitsspezifische Überlebensrate) wissenschaftlich nicht beantwortet werden können, positive Hinweise (geringere Nebenwirkungen) auf tönernen Füßen stehen? Und werden die unmittelbar Betroffenen, die Patienten, die einer Therapieempfehlung zustimmen, ausreichend informiert? Werden sie insbesondere über die Studienlage aufgeklärt?

Die HELIOS Kliniken GmbH, mit sechzig Häusern bundesweit vertreten, wollen der Qualitätsführer unter den deutschen Kliniken sein. HELIOS gehört seit September 2008 zur »Initiative Qualitätsmedizin«, die sich zum Ziel gesetzt hat: »Sicherung bester Qualität in der Medizin« durch methodisch einheitliche und wissenschaftlich begleitete Qualitätsmessung sowie die Veröffentlichung der Ergebnisse im Internet. Die Patienten sollen valide Informationen erhalten. »Eine offene Fehlerkultur braucht Kritikfähigkeit, Selbstbewusstsein und Mut. Die Initiative Qualitätsmedizin ist ein Club der Mutigen«, meint HELIOS-Chef Dr. Francesco de Meo nicht ohne Stolz.

In zahlreichen HELIOS Kliniken – wie beispielsweise Erfurt, Wuppertal, Bad Schwartau, Müllheim, Berlin-Buch, Gotha – wird die LDR-Brachytherapie durchgeführt. Dabei informieren die Kliniken die Patienten auf ihren Internetseiten ganz unterschiedlich. Manche verweisen lediglich darauf, dass auch die Brachytherapie zu ihrem Leistungsspektrum gehört (z. B. in Krefeld, Berlin-Buch, Gotha, Müllheim).

Deutlich umfangreicher sind die Ausführungen der Urologischen Klinik im HELIOS Klinikum Erfurt, was daran liegt, dass die Behandlung des Prostatakarzinoms hier ein Schwerpunkt ist. Nach eigenen Angaben gehört die Urologische Klinik zu den wenigen Kliniken in Deutschland, »die alle derzeit anerkannten Methoden zur Heilung mit großer Erfahrung anbieten kann sowie die Behandlungsergebnisse bereits seit 1993 kontrolliert und seit zehn Jahren regelmäßig veröffentlicht«. Grundlage des Handelns, so erfährt der Besucher, seien die im September 2009 von der Deutschen Gesellschaft für Urologie herausgegebene »Interdisziplinäre Leitlinie der Qualitätsstufe 3« sowie der Patientenratgeber der Deutschen Krebsgesellschaft für das lokal begrenzte und das fortgeschrittene Prostatakarzinom. Die Ausführungen sind nicht sehr patientenfreundlich. Betroffene und Besucher, die mehr wissen möchten, müssen sich durch verlinkte Leitlinien kämpfen. Nur auf dem schwer auffindbaren »Fachportal Prostatakrebs«, das HELIOS unter »HELIOS Vital« betreibt, findet sich endlich dann doch noch die Frage: »Lokal begrenzter Prostatakrebs: Hat die Brachytherapie einen Vorteil?« Man räumt immerhin offen ein: »Ob eine Brachytherapie für Männer mit Prostatakrebs im Frühstadium im Vergleich zu anderen Therapieverfahren Vorteile hat, lässt sich derzeit nicht sagen. Um sichere Aussagen zur Wirksamkeit der Brachytherapie zu machen, ist weitere Forschung nötig.« Der IQWiG-Bericht wird nicht erwähnt.

Umso verwunderlicher, dass die Ausführungen der HELIOS Karl-Agnes-Klinik in Bad Schwartau vom »Fachportal Prostatakrebs« stark abweichen. Hier spricht man davon, dass »die geringe, aber kontinuierliche Strahlung die Krebszellen absterben lässt. (...) Zum einen gibt es wesentlich weniger Nebenwirkungen hinsichtlich Kontinenz und Impotenz als bei der radikalen Operation, die ebenfalls in unserem Hause durchgeführt wird. Zum anderen ist der Eingriff viel weniger belastend, so dass der Patient das Krankenhaus zumeist schon nach zwei Tagen verlassen kann.«

In einer Presseerklärung (Überschrift: »Brachytherapie – schonende und wirksame Therapie des Prostata Koreen«) lehnt sich die Klinik 2005 noch weiter aus dem Fenster: »In Langzeitstudien, die bisher nur für die USA vorliegen, wurde bewiesen, dass sich mit dieser wenig belastenden Therapie die gleichen Ergebnisse erzielen lassen wie mit der radikalen Entfernung der Prostata. Die unangenehmen Nebenwirkungen für Patienten, wie Impotenz und Harninkontinenz, sind im Vergleich deutlich geringer.« Die Presseerklärung befindet sich nicht mehr auf der Internetseite (diese reicht bis 2007 zurück), ist aber immer noch im Netz zu finden. Auch Prominente werden von der Klinik herangezogen, um für die Therapie zu werben. Der frühere Handball-Nationalspieler Ulrich Roth (47), der im vergangenen Jahr wie sein Zwillingsbruder Michael an Prostatakrebs erkrankte, trat auf einem von HELIOS und den *Lübecker Nachrichten* ausgerichteten Gesundheitsforum auf. Am 4. Februar 2010 berichtet das Blatt darüber, ohne zu erwähnen, dass die beiden Brüder sich für eine Operation entschieden hatten.

Ganz anders das HELIOS Klinikum Krefeld. Hier hebt man die »mikrochirurgische Operationstechnik« hervor. Man lege größtes Augenmerks auf den Erhalt des Schließmuskels und der Gefäßnervenstränge. Bei über neunzig Prozent der Patienten werde die Kontinenz komplett erhalten, bei siebzig Prozent die Erketionsfähigkeit. Zur Brachytherapie geht Chefarzt Prof. Martin Friedrich auf Distanz. Die lange Bestrahlung führe im Becken »zu relativ langwierigen Schmerzen«, berichtet Friedrich per E-Mail einem Patienten und verrät: »Diese Nebenwirkung wird in den Werbebroschüren der anbietenden Kliniken gern verschwiegen.« Langfristig seien die Nebenwirkungen durch Strahlenschäden offenbar ausgeprägter als die der Operation, die Brachytherapie sei »eher eine Therapieoption für ältere Patienten«.

Die Informationspolitik der HELIOS Kliniken ist zwiespältig. Zwar nennt das »Fachportal Prostatakrebs« auch Nebenwirkungen, aber die einzelnen Kliniken stellen Vor- und Nachteile der Brachytherapie sehr unterschiedlich dar. Auch Fresenius SE, Mutterkonzern von HELIOS, weicht deutlich von den Fachinformationen ab: »Die LDR-Brachytherapie ist ebenso wirksam wie die Radikaloperation [...] hat aber weniger schwer wiegende Nebenwirkungen«[105], lässt das Unternehmen wissen.

Das alles bei einer völlig ungesicherten Studienlage.

»Die Brachytherapie kann im Extremfall wirkungslos sein«, meint Lange. »Obwohl jährlich rund 60 000 Männer an einem Prostatakarzinom erkranken, wissen wir an Hand von ausreichend sicher interpretierbaren Studien über die Behandlungsnotwendigkeiten und Möglichkeiten der Brachytherapie praktisch nichts.«

[105] Fresenius SE: »HELIOS-Highlights«, 1. 10. 2008.

Das IQWiG, die Krankenkassen und
die Forderung nach unabhängiger Forschung

»Endlich mal 'ne Werbung, die mich gefreut hat«, schreibt Dagmar in einem Internetchat für Mädchen. »Die erste Krankenkasse übernimmt die Kosten für die HPV-Impfung!« Wie ein Lauffeuer verbreitet sich die Nachricht in den Mädchenforen. Mit einem gut platzierten Werbeschachzug setzt sich die Technikerkrankenkasse (TK) öffentlich in Szene. Ab dem 6. Dezember 2006 bezahlt sie die bis heute umstrittene Impfung. Von den staatlichen Stellen wird die Impfung damals noch nicht empfohlen.

Die Ankündigung der TK wirkt wie ein Dammbruch. Andere Krankenkassen ziehen sofort nach. »Es ist das erste Mal in der Medizingeschichte, dass es eine Impfung gegen Krebs gibt«, erklärt zwei Tage später die DAK. »Diesen Fortschritt wollen wir auch unseren Kundinnen zur Verfügung stellen«, wirbt DAK-Chef Herbert Rebscher. »Keine Selbstverständlichkeit, denn die Impfung ist keine Kassenleistung und mit rund 550 Euro auch nicht billig.« Die DAK erweckt mit ihrer Pressemitteilung sogar den Eindruck, als sei sie die erste Kasse, die die Impfung in ihr Leistungsspektrum aufnimmt.[106]

Hinter diesen Erklärungen, dem schnellen Vorpreschen steckt der Wettbewerbsdruck, dem die Kassen ausgesetzt

---

[106] Pressemitteilung DAK, 8. 12. 2006.

sind. Die Firma vermarktet damals die Impfung offensiv als erste Impfung gegen Gebärmutterhalskrebs. Und die TK und andere Ersatzkassen sehen die Chance, sich als modern und aufgeklärt zu profilieren und junge »Kundinnen« zu gewinnen. Dieser Wettbewerb zerstört aber die Grundlagen einer solidarischen Krankenversicherung.

Ende 2006 ist die HPV-Impfung zwar bereits zugelassen, doch ob die Kosten von der gesetzlichen Krankenversicherung übernommen werden und wenn ja, für welche Altersgruppe, ist noch nicht entschieden. Auch die Ständige Impfkommission, die im Auftrag des Bundesgesundheitsministeriums über die Impfung entscheiden soll, gerät unter Druck. Ihr werden kritische Ärzte und Wissenschaftler später vorhalten, die HPV-Impfung voreilig und auf unsicherer Datenbasis empfohlen zu haben.[107]

Das Verhalten der TK und der DAK ist ein Beispiel dafür, wie freimütig die Krankenkassen zuweilen mit Versichertengeldern umgehen, wenn es in das eigene Marketingkonzept passt. Aus rein betriebswirtschaftlicher Sicht mag die Entscheidung der TK rational gewesen sein. Denn im Rahmen eines kurzsichtigen Wettbewerbs, der nicht auf eine Verbesserung der Qualität setzt, sondern auf schnellen Kundenfang, sind Krankenkassen darauf angewiesen, sich über Zusatzleistungen von ihrer Konkurrenz abzuheben. Aus Sicht der Versicherten war die Entscheidung irrational, denn der Nutzen dieser Impfung ist bis heute umstritten.

---

[107] »Wissenschaftler/innen fordern Neubewertung der HPV-Impfung und ein Ende der irreführenden Informationen«, Manifest vom 25. 11. 2008.

Empfohlen wird die HPV-Impfung von der Ständigen Impfkommission seit März 2007 für Mädchen im Alter zwischen 12 und 17 Jahren. Wichtig ist, dass die jungen Frauen sich noch nicht mit den Papillomaviren angesteckt haben. Bezahlt wird sie von einigen Krankenkassen aber auch Mädchen und Frauen, die älter sind, obwohl aus den Daten des Herstellers hervorgeht, dass die Impfung bei Mädchen und Frauen nach dem ersten Sexualkontakt wenig sinnvoll ist. »Man bekennt sich in Sonntagsreden zu einer rationalen, evidenzbasierten Versorgung und reagiert auf den Druck der Straße, bezahlt 40-jährigen Frauen noch die HPV-Impfung«, empört sich ein Kassenmitarbeiter, der anonym bleiben will.

Von der Sache her müssten Krankenkassen, die sich gerne als Interessenverwalter von Patienten darstellen, großes Interesse am IQWiG und an Nutzenbewertungen haben. Kassenchefs »bekennen« sich auch gerne zur evidenzbasierten Medizin. Doch das Alltagshandeln der Krankenkassen sieht oft anders aus, und die Unterstützung für das IQWiG und Sawicki ist eher halbherzig. Das offenbart eine kleine, aber doch recht aussagekräftige Lücke. Auf den Internetseiten der großen Kassen finden sich keine Hinweise und kein »Link« auf die »Gesundheitsinformationen« des IQWiG.

Zum Auftrag des Instituts gehört auch die evidenzbasierte und verständliche Aufbereitung von Informationen für die Bevölkerung. Mit den »Gesundheitsinformationen« wendet sich das IQWiG an die Verbraucher und klärt über Krankheiten und Therapien auf. Das Besondere an dieser Art der Patienteninformation ist, dass sie ausführlich die Wissenslücken der Therapien beschreibt. Bei der HPV-

Impfung erfährt man, welche Erkenntnisse wirklich gesichert sind und wie viele Zweifel an der behaupteten Wirkung bestehen. Die Weltgesundheitsorganisation (WHO) hat die »Gesundheitsinformationen« des IQWiG geprüft, die Richtigkeit und Qualität der Informationen bewertet. »Relevant, objektiv und unabhängig« – lautet das Fazit von fünf WHO-Experten, vorgestellt am 6. Mai 2010 in Berlin. »Diese Informationen sind auch eine Quelle für andere Länder auf der ganzen Welt, die Übersetzung in andere Sprachen wäre ein echter Gewinn«, erklärt Kees de Joncheere, Regionalbeauftragte der WHO für Europa. Nur wenige Jahre nach der Einführung liege »eine beeindruckende Vielzahl von Informationen bereit«. Sie empfiehlt dem IQWiG allerdings auch, die »Gesundheitsinformation« offensiver zu vermarkten. Die WHO hat ihre Seiten bereits auf die IQWiG-Informationen verlinkt. Auch »pub-med«, eine große internationale Datenbank, in der Verbraucher gezielt nach Studien suchen können, will die »Gesundheitsinformation« übernehmen. Die großen Krankenkassen in Deutschland bisher nicht. Sie könnten die qualitätsgeprüften Patienteninformationen des IQWiG nutzen, ihre Versicherten mit Links systematisch dort hinführen – doch darauf verzichten alle großen Krankenkassen. Nebenbei bemerkt: Die AOK Rheinland setzt auf ihrer Webseite einen Link zum TÜV Saarland – der Grund dafür ist nicht ersichtlich.

Die »Gesundheitsinformationen« des IQWiG sind geprägt durch eine Denkweise, die eine Skepsis vor »zu viel Medizin« in den Mittelpunkt stellt: Dort erfährt man, was man weiß – aber auch, was man *nicht* weiß. Patienten sollen in die Lage versetzt werden, bei ihrem Arzt die richtigen Fragen zu stellen, eine »informierte« Entscheidung zu treffen. »Das bedeutet, dass offen über die Grenzen des Wissens gesprochen wird, statt voreilig falsche Sicherheit zu vermitteln«, schreiben Peter Sawicki und IQWiG-Mitarbeiter Klaus Koch in einem Aufsatz[108], der eine Art Leitfaden auch für Krankenkassen sein könnte. »Qualität im Gesundheitswesen basiert auf Wissenschaft«, heißt es. Und sie machen deutlich, dass ein solidarisches Gesundheitswesen den Nutzen von Medikamenten und Therapien so früh wie möglich überprüfen muss und nur das bezahlen darf, was erwiesenermaßen nutzt.

Doch von einer solchen Denkweise sind die Krankenkassen und ihre Vorstände weit entfernt. Intern wird zwar auch über Patienteninformationen diskutiert und die TK hat schließlich eine kritische Broschüre zur HPV-Impfung finanziert – doch dominiert immer noch die Einschätzung, man dürfe die Patienten nicht »verunsichern«, sie nicht mit zu viel Information »überfordern«. Eine empirische Grundlage hat diese Sorge allerdings nicht; im Gegenteil ist sie sogar widerlegt worden.

Eine Studie der Universitäten Düsseldorf und Witten/ Herdecke zeigt: Das Auftreten des Patienten bestimmt wesentlich die Entscheidungen des Arztes. Patienten sollen wissen, so die Studie, »wie sie ihren Arzt behandeln müssen, um gesund zu bleiben«. Patienten, die über das Für und Wider einer Behandlung informiert sind, verlangten seltener nach komplexen und fragwürdigen Eingriffen und sie verhielten sich rationaler – mit dem Nebeneffekt, dass

---

[108] Koch, Klaus; Sawicki, Peter: »Qualität im Gesundheitswesen basiert auf Wissenschaft«, www.iqwig.de.

die Behandlungskosten für die Kassen sinken, heißt es dort weiter. Ein Beispiel: Männer mit Prostatakrebs, die über die Vor- und Nachteile der Operation aufgeklärt werden, entscheiden sich häufiger gegen die Operation und für die Alternative, für das »beobachtende Zuwarten«.[109]

Wenn also empirisch belegt ist, dass »informierte« Patienten weniger Leistungen verlangen, müsste es für die Krankenkassen attraktiv sein, eine unabhängige Aufklärung von Patienten zu forcieren. Doch das steht nicht im Vordergrund, denn auch Kassenvorstände sind angehalten, die Zahl ihrer Mitglieder zu steigern, und gelingt dies, sichern sie sich darüber Macht, Einfluss und Spielräume im Wettbewerb.

Einmischungen von außen – also auch Nutzenbewertungen des IQWiG – stören diese Eigeninteressen. Nicht zuletzt, weil die Nutzenbewertung häufig genug vorführt, dass die Medikamente oder Therapien, die die Krankenkassen über Jahre bezahlt haben, keinen Zusatznutzen erbringen. »Die Vorstände fühlen sich durch die Nutzenbewertungen des IQWiG in ihren Entscheidungen oft eingeengt und gegängelt«, sagt der Gesundheitsexperte Prof. Gerd Glaeske, der als Gutachter für Ersatzkassen tätig ist.

Am Beispiel der Kunstinsuline zeigt sich, dass die Kassenvorstände lieber auf Distanz zum IQWiG gehen, anstatt in einer gemeinsamen Informationskampagne ihren

---

[109] Zitiert nach: Müller, Hardy: »Der Stellenwert von Patienteninformation und -kommunikation im Versorgungsmanagement der Gesetzlichen Krankenversicherung«, in: Koch, Christoph (Hg.): *Achtung Patient online! Wie Internet, soziale Netzwerke und kommunikativer Strukturwandel den Gesundheitssektor transformieren.* Wiesbaden 2010.

Versicherten die Ergebnisse zu erklären. Sie fürchten den Druck der Straße, durch Selbsthilfegruppen wie den Deutschen Diabetiker Bund (DDB), die von Pharmaunternehmen gestützt werden. Jüngstes Beispiel: Die so genannten Mehrwertverträge mit dem Pharmakonzern Sanofi-Aventis für das langwirksame Insulin Lantus – es hatte sich kein Zusatznutzen gegenüber Humaninsulin gezeigt und wurde deshalb vom G-BA aus der Erstattungsliste für Medikamente genommen, solange es mehr kostet als das Humaninsulin. Durch geschickte Werbung hat Sanofi-Aventis Lantus als das Präparat für ein modernes und flexibles Leben platziert, und die Kassenchefs besaßen nicht den Mut, gegen dieses Image anzugehen, eine Kampagne aufzulegen, um ihren Versicherten zu erklären, dass hier die Gelder an der falschen Stelle ausgegeben werden. Stattdessen stützen sie sich auf Beobachtungsstudien der Firma Sanofi-Aventis – wohl wissend, dass solche Studien keine Beweiskraft haben. »Wir verhalten uns dümmer als die Lemminge«, sagt ein Kassenmitarbeiter.

Für andere Therapien haben Krankenkassen so genannte Risk-Sharing-Verträge mit »Geld zurück Garantie« geschlossen. Die Idee: Die Industrie übernimmt einen Teil der Kosten, wenn die Therapie nicht so anschlägt, wie es der Hersteller versprochen hat.

Ein Beispiel dafür ist der Vertrag zwischen der Firma Roche und der DAK aus dem Jahr 2008: Avastin ist ein neues Krebsmittel, das in Europa auch für die Behandlung von fortgeschrittenem Brustkrebs zugelassen ist. Die Therapie kostet rund 50 000 Euro pro Jahr, und die Datenlage ist schlecht. In den Studien konnte der Hersteller nur einen Vorteil beim »progressionsfreien« Überleben zeigen – der Zeitpunkt der »Rückkehr« des Tumors wurde hinausgeschoben –, aber die Frauen lebten trotz Avastin-Therapie nicht länger als mit einer normalen Chemotherapie-Behandlung. In den USA ist Avastin für die Behandlung von Frauen mit fortgeschrittenem Brustkrebs nicht zugelassen.

Vordergründig sollen diese Verträge zu Einsparungen führen und für die Versicherten eine Versorgung mit modernsten Medikamenten gewährleisten. Faktisch bot die DAK ihren Versicherten allerdings eine schlecht geprüfte Behandlung an, unter dem Vorzeichen, modern und innovativ zu sein. »Es handelt sich um eine toxische und sehr teure Therapie, deren Überlegenheit im Vergleich zu den etablierten Behandlungen nicht bewiesen ist«, kritisiert Wolf-Dieter Ludwig, Vorsitzender der Arzneimittelkommission der deutschen Ärzteschaft.

Dass die DAK mit dem Risk-Sharing-Vertrag nennenswert Gelder eingespart hätte, ist unwahrscheinlich. Genaues weiß keiner, da es sich um Geheimverträge handelt. Möglicherweise haben die Kassen mit diesem Angebot ihren Versicherten sogar geschadet. Neuere Studien zeigen, dass Avastin bei fortgeschrittenem Brustkrebs keine gute Therapie ist. In den USA wird die Zulassung von Avastin bei fortgeschrittenem Brustkrebs wahrscheinlich zurückgenommen – ein Beratergremium der FDA hat sich am 21. 7. 2010 für einen Widerruf ausgesprochen.

Pharmafirmen, Patientenvertreter, Ärzte, Fachgesellschaften – alle haben immer wieder versucht, dem IQWiG und Sawicki das Image des »Kassenknechts« und »Sparkommissars« anzuhängen, ein ziemlich abwegiger Vorwurf. Gefälligkeiten hat Sawicki den Krankenkassen nicht erwiesen. Vielmehr gab es eine unübersehbare, wachsende Distanz. Das IQWiG unter Sawickis Leitung war für die Krankenkassen nicht kalkulierbar. Auch Kassenchefs fanden Sawicki »zu rigoros« in seinen Auffassungen, das Beharren des IQWiG auf randomisierten, kontrollierten Studien hat sie gestört – obwohl nur diese wirklichen Beweischarakter haben. Das IQWiG bewege sich nur »in der Kunstwelt der klinischen Studien«, mokiert sich ein Kassenchef. Bei den Kunstinsulinen hätte sich mancher eine weichere Nutzenbewertung gewünscht. Damit wäre aber höchstens ein Therapiehinweis, niemals aus der Ausschluss aus der Versorgung möglich gewesen – was einigen wahrscheinlich lieber gewesen wäre. Sawicki wollte erklären, warum Kunstinsuline keinen Zusatznutzen haben, sondern nur Mehrkosten verursachen – die Krankenkassen hat das erstaunlich wenig interessiert.

Zudem passte es den Spitzenfunktionären der Kassen nicht, dass Sawicki sich zu Themen geäußert hat, zu denen er keinen offiziellen Auftrag hatte, etwa im Fall der Nikotinersatztherapie. Am 15. Oktober 2009 beschließt der G-BA, dass die Nikotinersatztherapie bei chronischer Bronchitis von der gesetzlichen Krankenversicherung bezahlt werden muss.[110] Lange haben die Vertreter der Krankenkassen versucht, den Beschluss zu verhindern – sie befürchteten einen »Dammbruch«. Die Nikotinersatztherapie sei eine »Lifestyle-Frage«, sagt Bernhard Egger vom Spitzenverband der Krankenkassen. Alles, was der »allgemeinen Ver-

---

[110] Es handelt sich dabei um die so genannte »chronic obstructive pulmonary disease«, die COPD. Dies umfasst die chronische Bronchitis und ihre Folgekrankheit, das Emphysem, eine Überblähung der Lunge.

besserung der Lebensqualität und des Lebensstils« diene, falle nicht in die Zuständigkeit der gesetzlichen Krankenkassen. So heißt es im Sozialgesetzbuch. Die Kassen legen das Gesetz jedoch so aus, dass zwar die Behandlung einer akuten Alkoholkrankheit oder eines Drogenentzugs übernommen werden dürfe – aber nicht die Raucherentwöhnung mit Medikamenten.

Doch wird das auch Menschen gerecht, die an einer chronischen obstruktiven Bronchitis leiden und trotzdem mit dem Rauchen nicht aufhören können? Rauchen mit chronischer Bronchitis führt oft zu einer überblähten Lunge, immer gravierenderer Atemnot und häufig zum Tod. Die Bundesärzteschaft fordert deshalb bereits seit 2004, dass Raucher mit diesem Krankheitsbild auch auf Kosten der Krankenkasse behandelt werden dürfen.

Das Thema steht mehrmals auf der Tagesordnung im G-BA. Auch Sawicki meldet sich zu Wort, spricht sich für die Nikotinersatztherapie aus, für eine Kombination aus Medikamenten, Psychotherapie, körperlichem Training. Er sagt, hier gehe es um Kranke, die Auslegung der Kassen widerspreche dem Geist des Gesetzes. Er zitiert systematische Übersichtsarbeiten der Cochrane-Collaboration, die zeigen, dass die Nikotinersatztherapie nutzt und die Sterblichkeit senkt.

Die Vertreter der Krankenkassen werden im G-BA schließlich überstimmt. Doch sie ärgern sich über den Beschluss – und über Sawickis Einmischung.

»Krankenkassen wollen keinen Ärger, und die Vorstände im Spitzenverband schon gar nicht«, sagt Frank Knieps, Abteilungsleiter im Gesundheitsministerium unter Ulla Schmidt. Der Jurist war lange bei der AOK, kennt das

Handeln und Denken der dortigen Funktionäre. Knieps ist hemdsärmlig und direkt, nimmt kein Blatt vor den Mund, das Motto vieler Kassenvertreter beschreibt er launig in wenigen Worten: »Sei nicht feige, lass mich hinter den Baum.« Eine schallende Ohrfeige von einem, der sich enttäuscht zeigt über den Mangel an Ideen und Gestaltungswillen – gerade auch der Vorstände des Spitzenverbands: »Von denen kam bisher nicht viel, die verwalten nur.«

Deutliche Kritik wagt auch Gerd Glaeske, Professor an der Universität Bremen: »Ich habe vom Spitzenverband bisher noch keinen oder selten einen Vorschlag gehört, der es verdient hätte, umgesetzt zu werden.«

Das Institut vor Einflussnahmen auch der Krankenkassen zu schützen und unabhängig zu bleiben, das war für Sawicki ein hohes Gut. »Er hat nicht mit sich reden lassen«, ärgert sich ein Kassenchef, »wir wussten nie, was als Nächstes kommt.« Auch auf »Deals« wollte sich Sawicki nicht einlassen. Er mied die Nähe, private oder halbprivate Verabredungen zum Essen oder zum Bier, das Gefühl, persönlich zu etwas verpflichtet zu sein. Die Distanz war mit den Händen zu greifen. »Bei den Kassenvorständen und beim Spitzenverband der Krankenkassen ist Sawicki immer ›der Herr Professor Sawicki‹ geblieben«, erklärt Herbert Rebscher, Chef der DAK. Sawicki sei mit seinem Wissensvorsprung in den Kassen vielen überlegen gewesen, fügt er hinzu. Aber Sawicki habe seine Überlegenheit und seinen hohen moralischen Selbstanspruch zu sehr kultiviert und darüber zu der Distanz beigetragen. »Da haben sich viele verletzt und arrogant abgebürstet gefühlt«, glaubt er.

Vor allem aber war Sawicki, zuvor Chefarzt einer Kölner Klinik, nicht im System groß geworden, beherrschte nicht die Rituale und Verhaltensweisen, durch die führende Mitarbeiter und Funktionäre im Gesundheitswesen geprägt sind. Im politischen Berlin sind Kassenvertreter ein Teil eines Geflechts aus Politikern, Lobbyisten, Funktionären und Firmenvertretern. Man ist ständig unter sich, auf Sommerfesten, Neujahrsempfängen, Diskussionsrunden, Meetings – Anlässe gibt es reichlich. Dort wird Politik gemacht, werden Absprachen getroffen, faule Kompromisse eingegangen, Seilschaften gepflegt. Man wechselt beruflich die Seiten und schwimmt weiter im System.

Ulla Schmidt, die gern eine schützende Hand über ihn hielt, hat Sawicki mal geraten, »seien Sie doch diplomatischer«. An diese Empfehlung konnte er sich nicht halten, erklärt Sawicki – aus seinem Selbstverständnis heraus. »Diplomatischer« hieße, dass man sich nicht festlege. »Wir haben uns immer festgelegt. Es geht darum, dass das IQWiG eindeutige Bewertungen macht, die unabhängig und unbeeinflusst sind und validen, international akzeptierten Methoden entsprechen.«

Wer verfolgt hat, mit welcher Hartnäckigkeit Sawicki sein Anliegen vertrat und mit welcher Kompromisslosigkeit er die Kriterien der evidenzbasierten Medizin immer wieder in den Vordergrund schob, ahnt: Da prallen Welten aufeinander. Sawicki blieb ein Fremdkörper im System, seine Vorstellungen von Transparenz und Offenheit widersprachen der Maschinerie des deutschen Gesundheitswesens.

Als Kassenchef der DAK ist Herbert Rebscher die Inkarnation des Widerspruchs: Als einziger Kassenvorstand hat er sich öffentlich für die Verlängerung des Vertrags von

Sawicki stark gemacht und die »Spesenaffäre« einen »Vorwand« genannt. »Er ist der Beste, den wir haben, keiner hat ein so breites Kreuz wie er«, hat der DAK-Chef noch vor der Entscheidung im Januar 2010 erklärt. Er kritisiert noch heute seine Kollegen vom Spitzenverband, dass sie um Sawicki nicht gekämpft haben. Und trotzdem fällt Rebscher dem IQWiG bei nächstbester Gelegenheit in den Rücken: Die DAK hat als erste Kasse einen zweifelhaften »Mehrwertvertrag« zu Lantus abgeschlossen – damit hat der DAK-Chef eindrücklich demonstriert, dass ihm die evidenzbasierte Medizin – wenn es um den Wettbewerb geht – ziemlich gleichgültig ist.

Herbert Rebscher ist da Täter und Opfer zugleich. Täter, weil dieser Vertrag nicht evidenzbasiert ist, weil er dem Druck des von der Industrie beeinflussten Diabetikerbunds einfach nachgegeben hat. Opfer, weil die Kassen durch den Wettbewerb gezwungen sind, sich gegenseitig auszuspielen – auch auf Kosten einer rationalen Versorgung. Einen solchen zerstörerischen Wettbewerb zuzulassen und sogar zu fördern ist eine entscheidende Schwäche des jetzigen Systems.

Ganz verständlich ist es nicht, aber die Kassenfunktionäre waren nicht erfreut, dass Sawicki eigenmächtig die Auswertung der AOK-Daten initiiert hat, um dem möglichen Krebsverdacht von Lantus nachzugehen. Da ist er einigen womöglich zu weit gegangen. »Die Zahl seiner Freunde hat Sawicki dadurch nicht vermehrt«, erklärt Johann-Magnus Freiherr von Stackelberg, stellvertretender Vorsitzender des Spitzenverbands der Krankenkassen. »Das war gut gemeint«, sagt von Stackelberg, »aber ich hätte es nicht gemacht.« Mit diesem Satz drückt von Stackelberg den Unterschied zwischen dem Spitzenverband und Sawicki am sinnfälligsten aus. »Ich hätte es nicht gemacht«, das bedeutet zögerlich und vorsichtig sein, keine Angriffsflächen bieten – das ist die Welt von Johann-Magnus von Stackelberg, eine ziemlich andere als die von Peter Sawicki.

Gewiss hat Johann-Magnus von Stackelberg keinen so genauen Einblick in die Studien der Hersteller wie die Mitarbeiter des IQWiG. Aber er weiß sicherlich, dass Firmen oft versuchen, mit schiefen Vergleichen die Überlegenheit ihres Medikaments zu zeigen. Er kennt womöglich das Problem der Krebsmediziner, die oftmals Medikamente mit Jahrestherapiekosten von 50 000 Euro verordnen, ohne zu wissen, ob damit ihre Patienten wirklich länger leben.

Da verwundert es schon, dass Stackelberg auf die Frage, ob die gesetzliche Krankenversicherung unabhängige Forschung (mit)finanzieren müsste, nur mit der Gegenfrage antwortet: »Warum sollten wir das tun?« Der stellvertretende Vorsitzende des Spitzenverbands betont, die Krankenkassen hätten dafür keinen Auftrag. »Das ist eine staatliche Aufgabe«, sagt er. »Wir bezahlen das, wo der Nachweis erbracht wurde, dass es notwendig und wirtschaftlich ist.« Und: »Wie soll ich sonst Versicherten erklären, dass ich mit ihren Geldern Forschung finanziere, die möglicherweise auch Firmen zugutekommt?«

Formal hat von Stackelberg recht, doch die Antwort ist wiederum typisch für einen Kassenfunktionär. Eigentlich müsste er, wenn er sein Selbstverständnis, »Anwalt der Versicherten« zu sein, wirklich ernst nehmen würde, ein Interesse an solchen Studien haben, dieses politisch vorantreiben.

Die Frage müsste anders lauten: Wie kann von Stackelberg den Versicherten erklären, dass die gesetzliche Krankenversicherung viele Leistungen bezahlt, über deren Nutzen man wenig oder gar nichts weiß? Bei achtzig Prozent der bestehenden Leistungen fehlt der Nachweis, dass sie nutzen – diese Zahl nennt nicht nur Sawicki, das betonen auch Gesundheitsökonomen, etwa Prof. Jürgen Wasem.[111]

Oder fürchten sich Leute wie von Stackelberg auch davor, zugeben zu müssen, dass sie jahrelang viel Geld für Pillen, Operationen und Behandlungen zahlen, von denen sie nicht wissen, ob diese den Betroffenen überhaupt nutzen?

Sawicki sagt, die Erfahrung mit den Krankenkassen sei eine große Enttäuschung gewesen. »Die Firmen verstehe ich, sie wollen Geld verdienen, sie müssen ihren Shareholdern hohe Renditen vorlegen«, sagt Sawicki. »Aber die Kassen verstehe ich überhaupt nicht: Sie müssten doch ein eigenes Interesse an der Generierung von Wissen haben.« Doch weder bei der Politik noch im Spitzenverband der Krankenkassen stießen seine Forderungen auf Gegenliebe. »Wir haben es nicht geschafft, den Kassen und der Politik klarzumachen, dass wir patientenrelevante Studien brauchen.«

Ein minimaler Anteil des Beitragssatzes – nur 0,1 Prozent, das wären 170 Millionen pro Jahr – hätte einen enormen Effekt. Der Staat stellt bislang kaum Geld für unabhängige Forschung zur Verfügung. Beim Bundesministerium für Forschung wurde ein Programm aufgelegt mit 45 Millionen jährlich – ob es weitergeführt wird, ist unklar. Damit lassen sich 10–15 kleinere klinische Studien finanzieren.

[111] Jürgen Wasem in: *Ärzte Zeitung*, 4. 8. 2010.

Es gäbe sicher Möglichkeiten, die Firmen an den Kosten unabhängiger Studien zu beteiligen. In Italien zum Beispiel sind Firmen gesetzlich verpflichtet, eine Abgabe in einen Fonds zu entrichten, aus dem unabhängige Forschung finanziert wird. Auch private Krankenkassen könnten zu einer solchen Abgabe gesetzlich verpflichtet werden, weil auch sie von den Ergebnissen unabhängiger Studien profitieren.

Bisher können sich die Krankenkassen auf das Sozialgesetzbuch berufen: Es gestattet den Krankenkassen nicht, unabhängige Forschung zu finanzieren. Möglich ist das allenfalls im Rahmen von »Modellprojekten« – und bis so ein Modellprojekt zustande kommt, sind viele bürokratische Hürden zu überwinden, und auch da zahlt die gesetzliche Krankenversicherung nur das Medikament oder die Bestrahlung, je nachdem, was im Rahmen einer solchen Studie geprüft wird. Die Gesamtkosten einer Studie, die Erfassung der Patienten, die Dokumentation, die Auswertung, all das kostet Geld, und das bezahlen die gesetzlichen Krankenkassen nicht, dafür müssen Sponsoren oder öffentliche Gelder gefunden werden. Und das dauert.

Doch die Gesetzeslage kommt vielen in den Krankenkassen gut zupass. Von ihnen gibt es keinerlei Initiativen, den Gesetzgeber zu einer anderen Regelung zu bewegen. Innerhalb der Krankenkassen schwelt dazu seit Jahren ein Streit. Die »Puristen« sind in der Mehrheit, sie wollen sich aus dem Thema heraushalten, betonen, man müsse »die Arzneimittelhersteller in die Pflicht nehmen« – wissentlich in Kauf nehmend, dass die Studien der Hersteller oft nicht objektiv sind und dass es unzählige Fragen gibt, die die Hersteller aus wirtschaftlichen Gründen nicht untersuchen.

Nur eine Minderheit in den Krankenkassen würde von Stackelberg widersprechen. Doch die Zahl derer, die mittlerweile vom Spitzenverband der Krankenkassen ein Umdenken und von der Politik eine Änderung der Gesetzeslage fordert, wird größer seitdem immer mehr Steuergelder in das Gesundheitssystem fließen.

Wie sich der neue Leiter des IQWiG, Prof. Jürgen Windeler, dazu verhält, muss sich zeigen. Er kommt von den Krankenkassen und hat sich vor seinem Antritt öffentlich nicht dazu geäußert.

Auch die Arzneimittelkommission der deutschen Ärzteschaft verlangt von Bundesgesundheitsminister Rösler eine Gesetzesänderung. »Unabhängige Studien sollen aus einem Studienfonds finanziert werden, in den Krankenkassen und Pharmafirmen einzahlen«, sagt der Vorsitzende Prof. Wolf-Dieter Ludwig. In einem Gutachten will er dem Ministerium konkrete Vorschläge dazu unterbreiten.

Sawicki hatte damit kein Glück – weder bei der Regierung noch bei den Krankenkassen.

Dabei ist unabhängige Forschung für jeden zwingend, der das System der solidarischen Krankenversicherung erhalten will und Patienten vor unnötiger und dann auch meist schädlicher Medizin schützen möchte: In einem Aufsatz mit IQWiG-Mitarbeiter Klaus Koch skizziert Sawicki, wie das aussehen könnte: Versorgung und Forschung sollen eng miteinander verzahnt werden, so dass die Prüfung neuer Verfahren für Patienten und Ärzte zum Alltag gehört. Das Fazit: Ein solidarisches Gesundheitssystem kann sich einen Blindflug im Nebel nicht leisten.

Glossar

ACE-Hemmer – Gruppe von Arzneimitteln, die als Hemm-stoff in der Bluthochdruckbehandlung (Hypertonie) und bei chronischer Herzinsuffizienz Anwendung finden.

ALLHAT-Studie – eine der bedeutendsten Untersuchungen zur Bluthochdrucktherapie, bei der das Standardmedikament Chlortalidon (Diuretikum) mit drei neueren Arznei-mitteln verglichen wurde.

AkdÄ – Arzneimittelkommission der deutschen Ärzteschaft: unabhängiger wissenschaftlicher Fachausschuss der Bundesärztekammer.

AOK – Allgemeine Ortskrankenkasse.

AVR – Arzneiverordnungsreport: unabhängiger Bericht zur Verordnung von Arzneimitteln, erscheint jährlich.

AWMF – Arbeitsgemeinschaft Wissenschaftlich Medizi-nischer Fachgesellschaften: gemeinnütziger Dachverband von 154 wissenschaftlichen Fachgesellschaften aus allen Gebieten der Medizin, der medizinische Leitlinien für Diagnostik und Therapie entwickelt.

BfArM – Bundesinstitut für Arzneimittel und Medizin-produkte: selbständige Bundesoberbehörde im Geschäfts-bereich des Bundesministeriums für Gesundheit, deren Hauptaufgabe die Zulassung von Arzneimitteln ist.

BPS – Bundesverband Prostatakrebs Selbsthilfe: europaweit die größte und weltweit der zweitgrößte Selbsthilfeverband von Prostatakrebspatienten.

Cochrane-Collaboration – int. Arbeitsgruppen (benannt nach dem 1988 verstorbenen Arzt Archi Cochrane), die vorhandene Studien zu Arzneimitteln oder Therapiever-fahren auswerten und in sytematischen Übersichten zu-sammenstellen. Genießen wegen ihrer Unabhängigkeit hohes Ansehen.

DAK – Deutsche Angestellten-Krankenkasse.

DDB – Deutscher Diabetiker Bund: mitgliederstärkste und älteste Selbsthilfeorganisation für Diabetiker in Deutsch-land.

Deutsche Diabetes Gesellschaft – Fachgesellschaft einge-tragen als gemeinnütziger Verein, der sich der Erforschung und Behandlung von Diabetes widmet.

DGGÖ – Deutsche Gesellschaft für Gesundheitsökonomie: wissenschaftliche Fachgesellschaft der deutschen Gesund-heitsökonomen, zu deren Aufgaben die Durchführung wis-senschaftlicher Veranstaltungen und Forschungsvorhaben sowie die Vergabe von Preisen und Auszeichnungen gehören.

DGHO – Deutsche Gesellschaft für Hämatologie und Onkologie e. V.: Vereinigung von Wissenschaftlern und Ärzten, die auf die Erforschung, Diagnose und Behandlung von Blutkrankheiten und bösartigen soliden Tumoren spezialisiert sind.

GHSG – Deutsche Hodgkin-Studiengruppe: Studiengruppe, deren Ziel die Optimierung von Diagnostik, Therapie und Nachsorge der betroffenen Patienten ist.

DIeM – Deutsches Institut für evidenzbasierte Medizin: 2001 von Peter Sawicki gegründetes Institut, das bis 2004 von ihm geleitet wurde.

DKG – Deutsche Krankenhausgesellschaft: gemeinnütziger Interessen- und Dachverband von Spitzen- und Landesverbänden der Krankenhausträger.

DKMS – Deutsche Knochenmarkspenderdatei: gemeinnützige Gesellschaft, die versucht, durch Unterstützung von Knochenmarkspenden die Heilungschancen der an Leukämie und anderen lebensbedrohlichen Erkrankungen des blutbildenden Systems Erkrankten zu verbessern.

DMP – Disease Management Programm: systematisches Behandlungsprogramm für chronisch kranke Patienten, das sich nach US-amerikanischem Vorbild auf die Erkenntnisse der evidenzbasierten Medizin stützt.

EbM – Evidenzbasierte Medizin; »beweisgestützte Medizin«: Richtlinie medizinischen Handelns, die verlangt, dass bei jeder medizinischen Behandlung patientenorientierte Entscheidungen ausdrücklich auf der Grundlage von empirisch nachgewiesener Wirksamkeit getroffen werden.

EbM Review Gruppe – wissenschaftliche Studiengruppe der Diabetes Ambulanz Graz, die nach den Kriterien der evidenzbasierten Medizin arbeitet.

EBMT – European Blood and Marrow Tranplantation Group: europäische Fachgesellschaft für Onkologie.

EMA – Europäische Arzneimittelagentur; engl. *European Medicines Agency*: von der Europäischen Union beauftragte Agentur, die für die Zulassung und Überwachung von Arzneimitteln in Europa zuständig ist.

FDA – Food and Drug Administration: behördliche Lebensmittelüberwachung und Arzneimittelzulassungsbehörde der Vereinigten Staaten.

G-BA – Gemeinsamer Bundesausschuss: Gremium der gemeinsamen Selbstverwaltung von Ärzten, Krankenkassen und Krankenhäusern, dessen Aufgabe es ist, festzulegen, welche medizinischen Leistungen zum Leistungskatalog der gesetzlichen Krankenversicherungen gehören.

Generika – wirkstoffidentische Kopien von bereits auf dem Markt erschienenen Medikamenten, die unter anderem aufgrund der wegfallenden Forschungskosten deutlich günstiger sind.

GKV Spitzenverband Bund der Krankenkassen – zentrale Interessenvertretung der gesetzlichen Kranken- und Pflegekassen, die die Rahmenbedingungen für die gesundheitliche Versorgung in Deutschland gestaltet, Mitglied im G-BA.

HPV (humane Papillomaviren)-Impfung: vorbeugende Impfung zur Verhinderung von Veränderungen am Gebärmutterhals, die als Krebsvorstufen gelten.

IGF-1-Rezeptor: insulinähnlicher Wachstumsfaktor, der eine Rolle bei der Tumorbildung spielt.

InEK – Institut für das Entgeltsystem im Krankenhaus: Institut zur Unterstützung der Krankenhäuser und Krankenkassen sowie deren Verbände bei der Abrechnung von stationären Krankenhausleistungen.

IQWiG – Institut für Qualität und Wirtschaftlichkeit im Gesundheitswesen: unabhängiges wissenschaftliches Institut, das Nutzen und Schaden medizinischer Maßnahmen und Arzneimittel für Patienten untersucht.

ISS – Integrated Surgical Systems: »Robodoc« – US-amerikanische und weltmarktführende Firma für Betriebssysteme und Softwareapplikationen für robotergestützte Chirurgie; Entwickler des »Robodoc«, ein Gerät zur rechnergestützten Fräsung und Implantation von Hüftgelenksprothesen bei der Behandlung von Coxarthrose.

KBV – kassenärztliche Bundesvereinigung: Dachorganisation der kassenärztlichen Vereinigungen, die auf Bundesebene die Rechte der Vertragsärzte und Vertragspsychotherapeuten gegenüber den Krankenkassen vertritt, Mitglied im G-BA.

LDR – (Low-Dosis-Rate)-Brachytherapie: moderne Strahlentherapie in der Prostatakrebsbehandlung, bei der hochdosierte Strahlung direkt in das Tumorgewebe eingebracht wird.

Memantin – Wirkstoff, der im Rahmen der Alzheimerbehandlung eingesetzt wird und zur Verbesserung der Nervenzellenfunktion sowie zum Schutz gegen Zellzerstörung (Neuroprotektion) beitragen soll.

NICE – National Institute for Health and Clinical Excellence: britisches Schwesterunternehmen des IQWiG.

NPH »neutrales Protamin Hagedorn« – Verzögerungsinsulin: Substanz, die dafür sorgt, dass das im Rahmen der Diabetesbehandlung in das Unterhautfettgewebe gespritzte Insulin langsam in den Blutkreislauf aufgenommen wird.

NUB-Antrag – Antrag auf eine »neue Untersuchungs- und Behandlungsmethode«: Verfahren, das Krankenhäusern ermöglicht, neue Untersuchungs- und Behandlungsmethoden (NUB) als zeitlich für ein Jahr befristetes, krankenhausindividuelles und fallbezogenes Zusatzentgelt mit den Krankenkassen zu vereinbaren.

ONTARGET-Studie: große Studie mit mehr als 25 000 Patienten, die die blutdrucksenkenden Arzneimittel Ramipiril (ACE-Hemmer) und Telmisartan (Sartan) miteinander verglichen hat.

PSA-Bluttest – Prostata-spezifisches Antigen: umstrittener Test zur Früherkennung von Prostatakrebs

QALYs – »Qualitätsgleiche Lebensjahre« sind ein Instrument der ökonomischen Evaluation, um Kosten von Therapien und Technologien im Gesundheitswesen mit ihren Ergebnissen zu vergleichen. Dabei wird die lebensverlängernde Wirkung eines medizinischen Eingriffs in Beziehung gesetzt zur gewonnenen Lebensqualität der Patienten in dieser Zeitspanne. Dieser Qualitätsindex hat als äußerste Grenzpunkte 1 (vollständiges Wohlbefinden) und 0 (Tod). Um den QALY zu ermitteln, wird dieser Nutzwertfaktor mit der Zahl von Monaten oder Jahren multipliziert, in dem die Patienten (über-)leben.

Sartane – blutdrucksenkende Arzneimittel zur Behandlung von Bluthochdruck, Herzschwäche und Nierenerkrankungen bei Diabetespatienten.

Randomisierte, kontrollierte Studie – Studiendesign, in dem Patienten nach dem Zufallsprinzip in mindestens zwei Gruppen eingeteilt werden (randomisiert). Die eine Gruppe erhält etwa ein neues Medilkament, die andere ein älteres oder eine Zuckerpille (Placebo). Anschließend werden die Ergebnisse miteinander verglichen.

»Teltower Kreis« – fungiert als Zugang der Pharmalobbyisten zu Entscheidungsträgern in der Politik, den Krankenkassen und den Kassenärztlichen Vereinigungen.

TK – Techniker Krankenkasse.

Verträge zwischen Pharmakonzernen und Krankenkassen.

Mehrwertvertrag: durch vertragliche Bindung an ein Arzneimittel werden den Krankenkassen von Seiten der Pharmafirmen Gelder zurückerstattet, wenn die Gesamtkosten der neuen Behandlung teurer sind als die der bisherigen Standardtherapie.

Rabattvertrag: bei vertraglicher Bindung an ein Arzneimittel erhalten die Krankenkassen Preisnachlässe auf die betreffenden Medikamente – zumeist auf Generika.

Risk-Share-Vertrag (»Geld zurück Garantie«): sollten nach vertraglicher Bindung an ein Arzneimittel Behandlungserfolge bei den Patienten ausbleiben, werden die Kosten von den Pharmakonzernen rückerstattet; im Gegenzug verpflichten sich die Krankenkassen dazu, ihre Patienten auf das betreffende Medikament umzustellen.

VfA – Verband forschender Arzneimittelhersteller: Verband, der die wirtschaftlichen Interessen der großen Pharmaunternehmen in Deutschland vertritt.

Vioxx – Arzneistoff zur Behandlung rheumatischer Erkrankungen und Schmerzen, der 2004 aufgrund der nega-

tiven Ergebnisse der APPROVe Studie vom Markt zurück-
gezogen werden musste.

WHO – Weltgesundheitsorganisation: Sonderorganisation
der Vereinten Nationen für die Koordination des internationalen öffentlichen Gesundheitswesens

Dank

Ich danke Peter Sawicki für die Zeit, die er sich genommen hat, mir auch für dieses Buch Rede und Antwort zu stehen.

Seit über zehn Jahren beschäftige ich mich mit dem Gesundheitssystem – daraus sind viele Beiträge für die ARD-Magazine *Monitor* und *Kontraste* entstanden. Ein Teil dieser Recherchen ist in dieses Buch eingeflossen.

In den letzten Wochen hat mich der Journalist Hermann Müller bei den Recherchen mit großem Elan unterstützt, dafür bin ich ihm sehr dankbar.

Bei Rainer Hess, dem unparteiischen Vorsitzenden des G-BA und Wolf-Dieter Ludwig, dem Vorsitzenden der Arzneimittelkommission, bedanke ich mich für die anregenden Gespräche.

Viele Personen, mit denen ich gesprochen habe, kann ich leider – aus naheliegenden Gründen – nicht namentlich nennen. Aber sie werden ihre Aussagen und Einschätzungen wiederfinden, wenn sie dieses Buch lesen.

Die Zusammenarbeit mit meinen beiden Lektoren des Verlags, Birgit Schmitz und Richard von Korff Schmising war hilfreich und konstruktiv, auch ihnen herzlichen Dank für ihre großartige Unterstützung.

Bedanken möchte ich mich insbesondere bei meinem Mann Willi Brüggen. Ohne die Diskussionen mit ihm, seine Hinweise und kritischen Anmerkungen wäre dieses

Buch so nicht entstanden. Danke sage ich auch meinen Jurek und Franca. Sie haben mich während des Schreibens immer wieder ermutigt und mir mit vielen netten Gesten über so manche Hängepartie hinweggeholfen.

Ursel Sieber, August 2010